創立世界第一家專收無藥可醫癌末病患醫院
治療超過1萬2千人，創下極高治癒率

抗癌大震撼
無毒全身療法

喬瑟夫・以色斯（Josef M. Issels）——著　　周群英——譯

CANCER：A SECOND OPINION

健康smile.113
抗癌大震撼！無毒全身療法

原著書名	Cancer：A Second Opinion
作　　者	喬瑟夫・以色斯（Josef Issels）
美　　編	李緹瀅
責任編輯	王舒儀
主　　編	高煜婷
總 編 輯	林許文二

行銷業務　鄭淑娟・陳顯中

出　　版	柿子文化事業有限公司
地　　址	11677臺北市羅斯福路五段158號2樓
業務專線	（02）89314903#15
讀者專線	（02）89314903#9
傳　　真	（02）29319207
郵撥帳號	19822651柿子文化事業有限公司
投稿信箱	editor@persimmonbooks.com.tw
服務信箱	service@persimmonbooks.com.tw

初版一刷　2014年01月
二版一刷　2025年02月
定　　價　新臺幣450元
Ｉ Ｓ Ｂ Ｎ　978-626-7613-19-1

Reprinted by special arrangement with Square One publishers, Garden City Park, New York, U.S.A., Copyright © 2005 by The Issels Foundation inc.

Chinese Language (complex characters) translation Copyright: © 2014, 2025 by PERSIMMON
CULTURAL ENTERPRISE CO., LTD
All rights reserved

Printed in Taiwan 版權所有，翻印必究（如有缺頁或破損，請寄回更換）
特別聲明：本書舊書名為《癌症大震撼！德國名醫要救你的高治癒率全身療法》。本書的內容資訊為作者所撰述，不代表本公司/出版社的立場與意見，讀者應自行審慎判斷。

▌粉絲團搜尋　60秒看新世界

～柿子在秋天火紅　文化在書中成熟～

國家圖書館出版品預行編目(CIP)資料

抗癌大震撼！無毒全身療法／喬瑟夫・以色斯（Josef Issels）著；周群英譯. --二版. --臺北市：柿子文化事業有限公司，2025.02
　面；　　公分. --（健康smile；113）
譯自：Cancer：A Second Opinion

ISBN　978-626-7613-19-1（平裝）
1.CST: 癌症 2.CST: 食療

417.8　　　　　　　　　　113020795

免責聲明

　　本書的撰寫與出版僅做為提供資訊之用，無論在任何情況下，都不應用來取代專業醫師的建議，因此，你不該將本書中的教育性資料視為與專科醫師進行諮詢的替代品。

　　關於本書的呈現及翻譯，出版社嘗試對本書的內容提供最符合原意且完整的訊息，當中若有不精確或矛盾之處，敬請參照本書原文。

　　本書作者和出版商除了提供教育資料之外，別無其他意圖。如果你因為由本書獲得的資訊，而對自己或親友的醫療狀況產生疑問，請直接洽詢專業醫師。讀者或其他對此感興趣的人士，若從本書中獲得資訊並據此採取任何行動，其風險均由個人自行承擔。

我在美國遇見以色斯醫師

1997年是我生命中最奇幻的一年，不僅拙火上揚開啟潛能，還到處與知名另類癌症醫師相遇，甚至得以短住幾位大師家，朝夕切磋；從他們身上所獲取的新知，讓我在短短的時間內體悟到人體的（療癒與發病）運作邏輯，並在1999年即提出我個人的整合性癌症理論與治療架構。

跟以色斯醫師相遇的機緣如下：

我先是於9月勞工節週末在美國南加州由癌症控制會社（Cancer Control Society）每年舉辦的另類癌症療法說明會上，遇見以色斯醫師並且聆聽他的演講。

會後，我跟他同車前往他聖地牙哥的住家，繼而通過邊界，到墨西哥提瓦納市的CHIPSA醫院住三天兩夜，親身體驗葛森療法與觀察以色斯的全身療法；有一天還跟在以色斯醫師身旁，參與會診每位住院病人，最後回到精通葛森療法的嘎‧希爾德布蘭德（Gar Hildenbrand）位於聖地牙哥的住家再住一晚。

嘎兄告訴我，葛森與以色斯兩位德籍醫師曾經相遇，有意攜手合作造福病人，可惜相遇後沒幾年葛森醫師過世，無緣整合。直到以色斯醫師退休、移民美國後才東山再出，到CHIPSA醫院和受益於葛森療法的嘎兄合作，獻出兩人的畢生心血服務病人。

跟葛森醫師一樣，以色斯醫師也認為癌症——不論是初期或末期的——為全身性的疾病，所以治療方案是全身性的、整合式的。很不幸地，正統西醫視腫瘤為局部性的問題，等到擴散到全身時，只會宣

告放棄,請病人搬到安寧病房並告知家屬準備後事。角度真的限制了視野,疾病觀點確實決定治療的方法。

以色斯醫師的全身療法架構一直被沿用至今,歐美較前衛的癌症整合療法依然可以看出以色斯醫師的影響,特別是口腔與牙齒的整治,包括口腔病灶的去除與有毒牙材的清除和替換。當然,他那個時代使用到的各個療法已有部分被取代了,不過很多療法還是被保留著,包括神經療法、臭氧療法、溫熱發燒療法、營養療法、免疫療法,以及去除環境致病因素。

癌友可能會沮喪地說,這些療法在台灣根本找不到,錯了!

雖然台灣沒有一位醫師能提供如以色斯醫師那般完整的「整體療法」,但除了神經療法與特殊的免疫療法外,多數重要的個別療法都被不同族群的台灣醫師使用著,你可以主動去整合這些療法與醫師,拯救自己的生命,而不是坐以待斃。

神經療法在德國的所有醫學院均有教授,雖然台灣絕大多數醫師連聽過都沒有,但我聽過一位針灸師會幫病人的傷疤扎針通氣,道理跟神經療法是雷同的!

我也在台灣碰過做臭氧注射與血液紫外線照射療法的醫師,以及做溫熱療法的醫院。你也可以買一架遠紅外線桑拿浴機,自己在家做溫熱療法,甚至煮濃薑湯泡澡,或者去泡溫泉。

在牙齒方面,台灣也有做來自日本的免疫療法;你也可以找配合的牙醫師保留口腔的壞死組織,依順勢醫學的稀釋原理製造自己的口服疫苗。再者,現在也有很多健康補品可以提升免疫力。

也有幾位牙醫師在做全方位牙齒整治,能清除有毒牙材與清除部分口腔病灶,有些醫師甚至是經我啟蒙,然後到美國進一步進修的。

而李平醫師的著作《扁桃腺如健康魔術師》，則是專注在扁桃腺造成的疾病問題。

環境方面，有江守山醫師專門做居家環境毒素的檢測，揪出你家治病的因素；我的養生課程也非常詳細的包含了這一部分（參見拙作《解毒高手》）。除此之外，也有一些醫師會為病人做重金屬螯合治療，因為重金屬會壓抑免疫力，並造成氧化與發炎現象，不利於癌症治療。

在營養方面，有許多位做營養醫學或分子矯正醫學的醫師，會用營養素來治病。你也可以根據葛森療法的相關書籍（例如《救命聖經·葛森療法》）獲取寶貴的自救營養療法。還有不少醫師會做慢性食物過敏原的檢測，幫助病人減輕食物對免疫力的消耗——這是以色斯醫師當年沒有整合到的治療部分。

國內有幾位從癌症中康復的醫師，能提供不少寶貴的自救經驗，以及我們特有的氣功療法與心理諮商，部分心靈書籍與海寧格家族系統排列也可以為癌友提供心靈洞見；以色斯醫師整體療法確實也包括了心理治療的部分。

總之，本書提供癌友以色斯大師數世代寶貴的臨床經驗與全身性療法的組合架構，我極力鼓勵癌友積極地整合，你可以在地執行並以負擔得起的療法自救！我更鼓勵治療癌症的中西醫師閱讀此書，拓寬癌症治療的視野。

毒理學博士&癌症研究與另類療法調查專家

——陳立川博士

專業推薦

高瞻遠矚的整合醫學之父

　　健康的身體不會長出癌症。相反地,長期不當的飲食、失眠和壓力,將會導致身體新陳代謝失調,形成了毒素堆積、缺氧酸化的「癌體質」,而這正是正常細胞無法生存,癌細胞卻非常喜歡的環境（milieu）。

　　這就好比受汙染、優養化的水池,藻類滋生並耗盡氧氣,引起池內的魚群死亡一樣。因此,「癌體質」最終孕育了原發性癌細胞,也弱化了免疫細胞功能,使得癌細胞不再受到應有的免疫監控而脫逃（tumor escape）,終至不斷增生、長成癌腫瘤。

　　半個世紀前,高瞻遠矚的整合醫學之父喬瑟夫・以色斯醫師就已經指出,癌症是一種全身性的疾病,而腫瘤則是表現出來的晚期「症狀」。因此,他認為唯有接受全身性治療和免疫療法,才可以恢復人體的排毒功能,並增強自然抵抗力,從改善病因來幫助癌症病人。

　　根據他的分析報告,370位接受過手術或放射線治療後再以全身和免疫療法來治療的病人中,五年後存活並完全無腫瘤（Durable Complete Response）的比率高達87％。其中大都是無藥可醫──無法用標準療法醫治的癌末病人,但是以色斯醫師證明,搭配免疫療法的全身療法,仍然可以治療這些病人。

　　免疫細胞是我們與生俱來的抗癌部隊,它們分工合作、持續不斷地在全身血液和淋巴循環裡巡航,隨時準備殲滅體內不正常的癌細胞。當癌細胞增生造成了局部組織的變化,便會引來自然殺手細胞、巨噬細胞,以及樹突細胞等免疫細胞的圍堵,進而分泌珈瑪干擾素直

接消滅癌細胞。接著，樹突細胞會吞噬這些死亡的癌細胞，並集結至鄰近的淋巴結，將這些癌細胞的重要特徵（癌抗原）告訴另一免疫細胞大將──T細胞，最後由訓練精良的殺手T細胞馳往災區，清除剩餘的癌組織。

當今癌症免疫醫學的進展，已經可以有效地在體內（in vivo）或體外（ex vivo）活化，並大量擴充免疫細胞的數量來對抗癌症，這就是癌症免疫療法的主要概念，這種自然的醫療方式，是癌症病人的另一個治療選項。

一般大眾常被教育成認為只有手術、化療、放療等三大療法才是正統的癌症治療，其他的療法都是騙人、無效、沒科學根據的。然而擺在眼前的事實是，那些直接摧毀腫瘤、「症狀」治療導向的正統療法，對於大部分中晚期和復發型癌症病人不僅只是暫時、治標、消極性的醫療，而且還帶來許多副作用，摧殘病人生命的尊嚴。

以色斯醫師獨特的洞見，讓他走了一條「鮮少有人走過的道路」，他在書中有感而發的說：「**我窮盡一生捍衛全身療法，也遭遇許多人的反對和誤解。**」他鼓勵其他醫師勇於接受挑戰，使用可以提高存活率的全身療法來治療癌症病人。

如果你或你家人是癌症病人，建議你先看完本書再擬訂治癌計畫，至少先尋求癌症治療的「第二意見」吧！

傑出診所院長&美國癌症免疫治療學會會員
──**趙榮杰**醫師

走出無藥可醫……

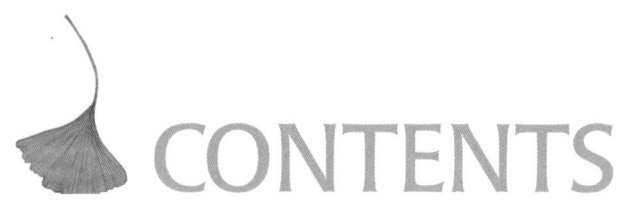

專業推薦 4
序 12
引言 14

Chapter1
據實以告還是隱而不宣？ 19
對病情疑神疑鬼給病人更大的壓力

Chapter2
早期醫師：癌症是全身性疾病 31
腫瘤只是疾病的症狀

Chapter3
局部主義的隱憂 49
切除、化療，然後蔓延

Chapter4
人體功能先異常，才會得癌症 73
癌症的出現不能歸咎單一因素

Chapter5
於是，腫瘤出現了 111
內在環境的全面崩潰

Chapter6
在全身療法中納入免疫療法 133
啟動身體的防禦力

Chapter7
全身療法的完整系統　157
結合病因療法和特定腫瘤治療

Chapter8
別放著病灶不管　173
牙齒和扁桃腺病灶會創造適合腫瘤發展的體內環境

Chapter9
改變你也在吃的「半自養飲食」　203
避免營養不良導致癌症

Chapter10
另一條生路　225
為被判「無藥可醫」的病人移除腫瘤環境

Chapter11
扭轉罹癌傾向　245
癌症疾病早在腫瘤形成前就存在了

Chapter12
癌症的第二意見　259
你有更好的路可走

序

　　我以妻子以及合作人的身分，和以色斯博士一同走在他那條「鮮少有人走過的道路」上已經有四十年之久。在過去四十年裡，我親眼看見那些所謂「無藥可醫」的癌症病人，最後藉由廣泛的免疫療法，終於得到了醫治，並且能維持好幾十年不再受癌症折磨所苦。我真心希望，這本書所呈現的經驗能嘉惠更多的癌症病患。我很感謝魯比・述爾（Ruby Shur）協助我們，讓這本經典的健康著作得以出版問世。

　　以色斯博士對於癌症醫學（但又不僅止於癌症醫學）的傑出貢獻，已經獲得此領域的知名研究人士所肯定。他是第一個將標準癌法與另類癌法加以整合成全面治療概念的人，而每一個被整合的方法都有它們各自清楚的任務要達成。

　　1951年，以色斯博士成立了第一家醫院，專門治療被傳統療法判定為無藥可醫的病人，並治療了超過1萬2000名這類病人，還讓他們一次住在醫院裡長達好幾個月的時間。每天對癌症末期病人進行臨床觀察的他，對於身體先天的調節、修復與防禦機制逐漸產生新的洞見，並把這些洞見融合進他的治療體系裡。

　　從1948年開始，以色斯博士開始研究癌症病因學在免疫與微生物的面向，並在醫院開張之初就成立幾個研究單位。在1970年，醫院的病床從85個增加到120個，研究設備也增加了，包括微生物、免疫學、牙醫以及熱療單位。醫院成立初期，以色斯博士和他的研究同僚也一起在實驗室裡以這些條件**研發出癌症疫苗**。

從1958年到1973年間，法蘭茲‧格拉赫（Franz Gerlach）在維也納大學與奧地利大學擔任教授，同時也是法國巴斯德研究院（Pasteur Institution）的研究員以及巴黎醫學會會員，還是以色斯醫院微生物部門的研究主任。這個部門成為目前唯一一個研究癌症黴漿菌和慢性退化疾病的機構。最近，有一些知名的美國科學家說，黴漿菌和癌症之間是有關連的，甚至也和慢性退化疾病有關。

自從1960年代開始，以色斯博士的醫院所提供的治療費用，成為所有德國保險公司願意支付的項目。倫敦的英國廣播公司在它們的〈明日的世界計畫〉（Tomorrow's World Program）節目裡，以電視紀錄片的方式播放了以色斯博士的治療成果。從1981年到1987年博士退休為止，**以色斯博士在德國聯邦政府委員會的「對抗癌症」計畫裡擔任專業的委員，也出版了超過五十五篇論文和三本專書來談他的癌症療法和治療結果。相關的統計數據在經過同儕審查之後，已經刊登在醫療期刊上。**

我很高興我們的兒子克里斯帝昂‧以色斯博士（Dr. Christian N. Issels）追隨了自己的天命，當他實踐他父親的遺願時，已經將自己貢獻給同樣的志業。當他在以色斯醫學中心時，他和他的團隊繼續把經得起科學驗證的另類療法與傳統療法加以整合，藉此滿足每個病人的特殊需求，以及真正療癒所需要的一切。

伊爾西‧瑪莉亞‧以色斯（Ilse Marie Issels）

引言

每一天、每一秒,都有男性、女性或小孩死於癌症。

這個數據說明了為什麼我覺得自己有必要寫這本書。人們已經花了數十億美金研究癌症,改善手術技術、研發更先進的放射機器、研發能夠根除身體裡所有癌細胞的藥物,同時不會產生讓人不舒服的副作用,藉此嚴格限制藥方的量,尋找一種能夠全面打擊與賀爾蒙相關的癌症,完善一種能夠讓人體自然的防衛能力提升的生物策略,以對抗惡性細胞。但儘管如此,當今每6個人之中還是有1個人罹患癌症,並且因癌症而死亡。

人類對癌症的全面敗退

惡性、蟹足般的細胞疾病,以令人措手不及的速度在人體組織裡開始繁殖,讓好幾百萬數不清的人悲慘地以為,用一般手術、放射治療和化療,都無法治癒、控制甚至抑制他們的癌症。每5個接受這些治療的病人之中,會有4個人在五年內死亡。這種情況說明的不只是癌症的破壞力,還嚴正地反映出一般治療技術,以及這些技術對癌症的觀點是如何的侷限。

這些治療方法有一個共通處:它們都把癌症局部化。外科醫生的首要考量是把局部的惡性組織切除,隨之而來的放射治療也無所不用其極地在有腫瘤的地方摧毀癌細胞。外科醫生和放射治療師總認為,

我們無法確切發現，有哪一小部分的細胞會溜出它們原來的範圍，然後在其他部位散布癌症，使後續的手術或放射治療幾乎毫無療效。於是，人們開始使用化療，希望藥物治療能夠剷除或降低溜走的惡性細胞數量，但這種對付癌症的方法效果依然非常有限，然後——我的老天哪，就我們現在所有的知識水準來說，化療依然無法有讓人滿意的長期成效。賀爾蒙療法也差不多是一樣的情況：在過去三十年裡，類固醇的效果沒什麼進展，許多腫瘤學家已經停用這種療法。

當這些方法都宣告無效的時候，意味的是病人就要等死了。病人不知道還有其他經過驗證而且有效的治療方法存在，這種方法完全不相信人們普遍對癌症的看法——癌症是一種局部性的疾病。由於這種方法涉及整個身體的防衛系統，因此在德文裡被稱為ganzheits therapie（**整體療法**），或**全身療法**。

癌症並非局部病變

一般人看待癌症的觀念是，癌症是一種局部性的疾病。這種觀念成立的前提是，癌細胞與接踵而來的腫瘤是從健康的身體裡發展出來的。只有當腫瘤開始對器官產生有害的影響時，才會考慮認為並接受癌症是一種全身性的病痛，或「惡性的疾病」——尤其當第二期的症狀已全面發展得十分明顯，而且病人開始日漸削瘦。從這個局部性的論點來看，醫生得出的結論是，腫瘤必然是全身性惡性疾病之所以會產生的因。

然而，接受全身療法的醫生則採取另一種完全相反的看法。他們認為，**癌症根本就是一種全身性的疾病**，而腫瘤則是該疾病最重要的

一種病症或訊號。這種看法的意思是，腫瘤只能在生病的身體裡蔓延，因此無論腫瘤是第一期或第二期，惡性疾病才是惡性腫瘤持續生長的因。

簡單來說，相信癌症是局部性疾病的人，認為人是先有腫瘤，然後才會有全身性的疾病；但是，認為癌症是全身性疾病的人，則相信是**先有生病的身體，之後才會有腫瘤**。這是一切爭議的關鍵所在——支持局部觀點的人和支持全身觀點的人之間根本的分歧關鍵點。兩方各自從完全不同的觀點出發，因而得出後續不同的治療癌症方法。

這本書接下來要說明的，是以我所深信的兩個根本事實為基礎：

一、癌症從一開始就是一種全身性的疾病。
二、腫瘤只是這種全身性疾病的病徵。

就像我們之後會說明到的，手術、放射治療和其他一般的治療方法，雖然在全身治療的架構裡各有其重要性，但如今我們得小心地使用它們，讓它們能夠符合這個前提：癌症不僅僅只是一種局部性的病痛，而是整個人體的疾病。

根據我二十五年來診斷過8000個癌症病患的臨床經驗，只有當我們認定癌症一開始就是一種會影響全身的疾病時，我們才能更有效地掌握它。只要可以把握這個原則，那些接受過現有一切手術、放射治療以及化療的癌症病患，他們的存活人數就可以從現在慘不忍睹的兩成，向上提升到更多。如果這些病人的醫生願意認同這些基本的事實，肯定會有很多人得以倖存。

以下的事實能完整說明這一點：

一、如果繼續依照最新研究提出的那種過時觀點來治療癌症，我們在戰勝癌症上面仍舊是死路一條。疾病有一條不成文的規則，就是人們對發病的觀念——也就是病原，必然會成為一切治療的基礎。

二、**手術和放射治療在治療癌症上有其必要性和重要性，但萬萬不可忘記的是，我們絕對不能期待這些方法能夠解決慢性的系統失調。**只是治療病徵絕對是不夠的！

三、最理想的態度是，我們必須將癌症治療看成：**要著重於治療疾病的成因。**

四、全身療法能夠為每種惡疾提供真正的病因治療。這種方法一方面包含用來對抗腫瘤的特殊治療，同時提供對病因的一般性治療，藉此恢復身體自然的防禦系統。這種混合療法可以提供我們長久的治療效果。

我寫這本書的目的，是想告訴大家如何在理論和實務上一步步實現上述的目標。這本書不只是寫給專業的醫護人員看的，也給一般非專業人士看。我希望能藉此讓大家清楚了解，這種治療能夠為那些患了所謂「不治之症」的人，延續真正有價值的生命長度，甚至提供治癒的方法。

在這個領域的人都知道，癌症有它自己的語言，傾訴著許多的真相，例如「免疫學家只和免疫學家對話，而且還說得不清不楚」，為了避免犯這種錯誤，我盡可能減少使用醫學術語。藉由直言坦白，我希望能夠讓人們明白，我們能做的事其實比大家能想像到的還多，進而根除許多人對癌症的恐懼。

我窮盡一生所能捍衛全身療法，卻也遭遇許多人的反對和誤解。我個人希望，這本書能讓所有的誤解及伴隨誤解而來的反對都煙消雲散，同時鼓勵其他醫生勇於接受挑戰，並且接受這種療法所帶來的正面回報——病人的存活率提高。

　　我不會假裝說這是一條好走的路，但是當最後有關治療癌症的一切知識都被遺忘時，這裡還有一種結合了外科醫生、放射治療師、化療師以及免疫治療師的混合療法，讓他們以前所未有的方式彼此合作，藉此挽回更多生命。

喬瑟夫・以色斯

Chapter1
據實以告還是隱而不宣？
對病情疑神疑鬼給病人更大的壓力

Chapter 1

> Point
> - 病人有權知道自己的病況，醫生和放射治療師應該對病人解釋病況，並把全身療法能提供的進一步協助攤在病人面前。
> - 對病情疑神疑鬼會變成病人心理壓力的溫床，而這種壓力也會影響疾病的歷程。
> - 醫病之間雙向的夥伴關係極為重要，它能讓病人對癌症的恐懼逐漸消失，並重新獲得求生的意志，這對治療十分關鍵。
> - 就全身療法來說，問題已經不是何時對病人據實以告，而是如何據實以告。「癌症」這兩個字本身具有讓人不舒服的意涵，因此，當醫生談到癌症時，最好將它當成是一種慢性疾病。
> - 我很鼓勵病人讓家屬隨侍在側，這樣做的話，病人就不會覺得自己與外界隔絕了，二且他們對於癌症是一種「特殊」疾病的感覺也會同時消失。

　　癌症之所以和其他所有的疾病不同，在於人們一直普遍籠罩在對它的恐懼之中。許多人——通常是敏感的人——在面臨癌症的威脅時，會認為這種疾病對自己或深愛的人來說，具有神祕不可解的要素，並且在道德上隱含著懲罰的意味。

　　許多國家雖然都有務實的健康教育計畫——尤其是英國和美國，但人們對於癌症的成因依舊充滿種種無知與古老的迷信。

令人沮喪的癌症現況

　　最近英國有一項調查顯示，每5個受訪的女性當中，就有1個人相

信癌症會遺傳，而且認為它像麻疹一樣會傳染，或是肇因於荒淫的生活方式。還有許多美國人認為，癌症可以透過番茄種子、穿著緊身衣和使用塑膠器具、鋁鍋而傳染。的確，有些科學研究宣稱，在某些情況下，人們接觸到塑膠或鋁製的器具會導致癌症；人們還認為，由類似病毒的生物所造成的惡性腫瘤，在某些情況下的確是會傳染的。而且，我們還會在後文說明，罹患癌症的傾向其實也可能會遺傳。

但就算癌症確實有遺傳的可能，許許多多積習已深的道聽塗說依舊存在，扭曲了人們對癌症真實樣貌的看法。然後，伴隨這種情況而來的，便是一套可想而知的悲觀思考模式：根深蒂固的悲觀心態開始蔓延，人們對病況束手無策，只能坐以待斃了！在這個階段裡，癌症等同於痛苦和死亡，它就像心臟病或斷了一條腿一樣，是一個不應該被公開談論的話題。

實際上，不該公開談論癌症的想法往往是醫生們自己造成的。他們的診療經驗本該替癌症治療提供有意義的結果，但這些結果絕大部分都讓人大失所望。這些醫生學到的觀念是：若對病人據實以告，病人就會因為醫生能幫的忙有限而喪失希望。我們在外科手術、放射治療和化療技術上雖有進步，卻還是無法改變醫生們普遍的見解，他們認為，有些病人就是不想知道病情的真相。醫生們會有這種想法確實可以理解：因為對某些病人來說，能活一天算一天說不定就夠了。

但在許多時候，醫生之所以保持沉默或選擇說善意的謊言，是因為外科醫生或放射治療師無法對他們的病人——或有些時候是對自己，承認他們的方法往往只能緩解症狀而無法治癒病患、根除癌症。

由於醫生們錯誤地認為在絕大多數的個案中，最好的做法就是不要去觸碰到罹癌的真相，因而使癌症病患失去了所有成功治療都具備

Chapter 1

的一個重要條件。有時這種欺瞞的行為甚至會持續到病人臨終之際。這時候，醫生會讓病人服下前所未有的高劑量止痛劑，以及可使大腦衰竭的藥物，好讓病患比較能夠接受含糊其詞的答案。

未知帶來的恐懼

最近，在英國曼徹斯特的一家大醫院裡，人們針對那些已經接受治療後才被告知自己得了癌症的病人，進行了一項調查。有些人聽到消息之後覺得很難受，但**有75%的人則樂於聽到醫生證實他們長久以來對病情的懷疑**。這時，醫生和病人都體驗到真正的放鬆，因為善意的謊言已經成為過去式，他們之間恢復了雙向的夥伴關係，而這種關係是所有良好醫病關係的本質，也是有助於恢復健康的一種關係。

這個研究突顯了一個問題：如果我們在這些病人接受治療之前就直截了當坦白他們得了癌症，他們又會做何反應？我相信，他們會利用這個資訊，以明智的態度面對癌症。

我相信，人們心中對癌症懷有的迷信與恐懼，絕大部分可以歸咎於當前主流的醫療觀點。主流觀點認為，目前傳統的癌症治療很難證明對病人開誠布公是一種恰當的做法。我們的確不能一竿子打翻一船人地責怪這些醫生的態度，因為就統計上來說，在試過所有可行的傳統治療後，只有20%的癌症病人能活過五年或五年以上——在這種情況下，要求醫生們對他們的病人說實話是一件很殘酷的事。

其實，當醫生們進一步討論這個爭議時，他們甚至會默認那些常用來控制癌症的方法確實有其侷限和不足。對這些醫生來說，無論病人對病情存有什麼懷疑，「不治之症」這句話絕對不能傳到病人的耳

裡。有一位非常傑出的醫生曾經說過,病人最好對自己的病況一無所知,而他的同事還積極遊說大家支持這樣的觀點。

醫病間的夥伴關係極為重要

然而,我是徹底反對這種觀點的!我認為病人有權知道自己的病況,而且,更重要的是:**病人有權知道,就算其他方法都失效了,他還是有可能被成功治癒的。**每一位對癌症療程已束手無策的外科醫生和放射治療師,都應該接受這個觀念;他們應該對病人解釋這種狀況,並且把全身療法可能提供的進一步協助攤在病人面前。

當然,了解自己的病情本身並不能克服人們對癌症的種種真實、誇大或想像出來的恐懼,也無法直接對治療癌症起什麼幫助。但是,對病情疑神疑鬼會變成病人心理壓力的溫床,而這種壓力也會影響疾病的歷程。

我所提倡的全身療法,其根本原則是醫生應該對成年病人據實以告,因為當其他方法都失敗之後,這種療法能夠賦予病人另一個真正的機會,一條全新的路。

讓病人知道自己可能還有救,能鼓勵他們慢慢接受自己的病情。我在臨床上觀察到的是,在絕大多數的情況下,**讓病人了解他的癌症可以賦予他們活下去的意志力。**他們能藉此了解癌症的臨床徵兆,也明白為了改善自己的狀況,有哪些

接受真相的好處

對病情疑神疑鬼會造成病人的心理壓力,這種壓力也會影響疾病的歷程,而讓病人知道自己還有救,能夠鼓勵他們慢慢接受自己的病情。也就是說,讓病人了解他的癌症,可以賦予他們活下去的意志力。

事情是他們必須去做、而且可以做得到；再者，病人在得知真相後，通常會準備好更努力去對抗他的惡性腫瘤。

上述這種雙向的夥伴關係極為重要，它能在醫生和病人之間搭起一座和各種癌症療法聯手合作的橋梁。在這種環境下，病人對癌症的恐懼會逐漸消失，並重新獲得求生意志。當一個病人正在和會降低身體抵抗力並嚴重抑制神經系統的疾病搏鬥時，重獲意志力非常重要。

我的診所有一個原則，那就是盡可能什麼祕密都沒有。病人可以在我的診所裡公開談論自己的癌症，**了解罹患癌症的真相可以為我們的心帶來平靜，而平靜則有助於病體康復。**我一輩子都在密切從事臨床觀察，因而讓我完全相信這種態度是必要的。

然而讓人難過的是，在面對癌症時，幾乎我所有的病人都表現出程度不一的壓力，而其中有很大一部分的壓力，來自於明白曾經寄予厚望的傳統治療其實無法永遠保證他們能夠擺脫病魔。也許他們不會用這麼精準的句子來說明自己的壓力，但是當他們抵達我的診所時，全身上下都瀰漫著一種不安的宿命心態。我認為，唯有醫療人員對病情完全據實以告，才能緩解這種情況。

很重要的是，我們必須言行並用地讓病人相信：醫學能提供的協助不只有外科醫生的手術刀或放射治療師的鈷六十照射槍，而是就算這些技術很重要，但如果我們在治療癌症時，能將它們與全身療法的觀念結合在一起，那麼這些技術的效果會更好。

要在醫生和那些自認為已經知道病情的病人之間建立起對等的關係，從來不是一件易事，只有能和病人建立起有意義連結的醫生才能夠到這件事。醫生和病人之間愉快卻空洞的氣氛與矯揉造作的談話，實在無益於提升照顧的品質，偏偏照顧病人又是一件要求很高、很值

得我們努力去做的事。以同理心和誠實的方式面對病人，**提供病人及其家屬適當的訊息，和專業照護與適當緩解生理痛苦一樣重要。**

這種態度雖無法緩解病人的生理症狀，卻絕對有不容小覷之效，它可以創造出一個有利環境，更有效地讓癌症的症狀得到遏止。當病人知道醫生會積極治療他，而不只是把他丟在舒適的病床上等死時，許多得了「不治之症」而生的心理狀態，幾乎都立刻得到改善。

如何向病人說出病情？

因此，就全身療法來說，問題已經不再是何時對病人據實以告，而是如何據實以告。首先，我們必須審慎地對成年病人進行心理評估，因為恐懼是人們啟動防禦機制的必要條件。畢竟，一個人之所以會變成病人，往往正是因為害怕的緣故，因此，**在告訴病人實話之前，應該先了解並且評估病人有多害怕。**

完成這個任務後，下一步最好是盡可能言簡意賅地向病人說明癌症會有哪些臨床症狀。這時，醫生不應用艱澀的術語對病人含糊帶過病情。當病人完成所有臨床的評估後，醫生反而應該鼓勵病人提問，一開始，病人可能甚至不想提到「癌症」這兩個字，這時候，醫生應該明白病人的反應是一個訊號，它透露的不只是病人不願意用癌症兩個字來說明自己的病情而已，而是還有一股更深層的力量在作祟。

多年來，藉由不斷觀察診所裡新來的病患，我證實了一些研究的論點：「癌症」這兩個字本身便具有讓人不舒服的意涵。因此，我完全理解病人們為什麼不願意用這個字眼來描述他們身上的疾病。

我認為，只有一個方法能化解這種態度：當醫生談到癌症時，要

把它當成是一種慢性疾病。**只要我們遵循全身療法的原則，同時承認標準療法的價值，我們就能有效治好癌症。**當我們能夠把結合了全身療法和標準療法的混合療法適當地呈現在病人眼前時，就能幫他根除恐懼，從而**讓癌症成為一個可接受的字眼。**當病人可以接受這個字眼，他就打開了心門，明白全身療法是治療癌症最好的方法。

我們也必須注意，第一次面對真相的病人，都會問自己是否罹患癌症這問題，對治療來說，這個問題和治癒的希望有著密切的關係。

> **應將癌症視為慢性疾病**
>
> 醫生談到癌症時，應把它當成是一種慢性疾病。只要我們遵循全身療法的原則，同時承認標準療法的價值，我們就能有效治好癌症。

治療癌症的原則

當一個醫生決定對癌症病患據實以告，同時提供病人真正有效但卻非主流的治療方法時，需要非常謹慎周延的思考。我在1956年把自己長久以來奉為圭臬的原則，為我的醫療同仁們付諸於文字規則：

一、永遠不對任何人承諾說會他會痊癒。
二、在預測疾病發展時，醫生應告訴病人或病人的家屬，治療癌症的第一步是先抑制腫瘤蔓延。
三、抑制腫瘤蔓延能延長生命。
四、下一步是試著讓腫瘤萎縮。
五、腫瘤萎縮可以進一步延長生命。
六、要讓病人明白，醫療照護的最終目標是讓體內的腫瘤完全消失。

七、時間是另一個必須考量的因素。醫生必須告訴病人，痊癒只是時間早晚的問題。根據用來衡量治癒率的統計標準，以他們的情況來說，他們可以在五年內免受該疾病的威脅。

八、痊癒雖是時間早晚的問題，但我們不會對病人做出任何承諾。要留心使用的字眼，對病人說「減輕」而不是「治癒」病情。

九、我們講的都是積極治療所提供的知識，因為這種知識比較精確且對病人有益。

若醫生確實遵守這些規則，便不可能落入「給病人不實希望」的指控。在治療癌症上，有些醫生會誇大當今傳統的醫療界所能提供的協助，而這些醫生通常會面臨這類的指控。

不過，有些人的確不適合我們據實以告，例如孩童以及因為生病而喪失意識的人，在這種情況下，醫生必須告知其父母與家屬確切的病情。面對孩童個案時，我們尤其需要強化醫師與父母之間的關係，因為當危機臨頭時，這些父母非常需要支持。唯有真誠的關懷以及持續告知家長全身療法每個階段的訊息，才能做到這一點。藉由和父母合作無間，醫生才能讓他們的小病人們達到最好的療效。

親友對治療的重要性

當醫生告訴病人實情時，所有親屬在診療過程中都各有要扮演的角色，但在處理癌症的標準療法裡，這部分有時會被忽略。人們常認為，良好的人際關係不能幫上什麼忙，但就我的經驗來說，情況正好相反。從我從事臨床工作之初，就**鼓勵病人讓他們的家屬隨侍在側**，

而且如果有必要，家屬還可以待在病房附近，這樣病人就不會覺得自己與外界隔絕，而且他們對於癌症是一種「特殊」疾病的感覺也會消失。這麼做能為病人製造出一種情緒，讓他們感受到：儘管這個病很嚴重，但我們仍有可行的治療方法——**即使手術、放射治療和其他標準的治療方法都宣告失敗，我們仍要把癌症看成是一種能治療的病。**

如果醫護人員沒有正確的態度，上述目標都將是緣木求魚。想和已經知道自己病情的病人建立良好關係，除了合格的專業技術，還需要其他重要部分一同配合，我們**不能讓悲觀的情緒生根，因為憂鬱將無可避免地侵蝕病人和他的家屬**，可能會對療程產生負面衝擊。

我們要不斷鼓勵醫護人員幫病人建立起積極面對癌症的態度，讓病人徹底了解癌症並非是只能靠手術或放射治療才能降服的妖魔鬼怪。

一項針對800位英國護士所做的研究，清楚說明樂觀的態度有多麼重要。這個研究詢問護士治療癌症的標準療法是否有效，而護士們的答案是：標準療法的效果很有限——他們的答案雖讓人心灰意冷，卻也是意料中的事。這就是為什麼我要敦促大家明白，其實還有別的方式可以治療癌症，而且，醫生們正處在一個有利的地位，因為他們可以在必要時將全身療法搭配手術和其他傳統方法來使用。

當我們建立起一個同時具有誠實、務實與相互合作的醫療架構後，自然就可以不把癌症看成是一種無法治好的疾病。這種看待癌症的方式，並不是把問題簡單化，因為過分簡化所帶來的危險，和認為一旦標準療法失敗後我們就得束手就擒一樣致命。此外，我們也不應該對標準療法的益處有一絲一毫的貶低，在我治療過的個案裡，每個人都體驗過外科手術和X光治療的好處，我要說的是，這些療法本身並不足以保證它們是治療癌症的唯一方法。

傳統療法難有突破

　　無論從什麼角度來看，面對完全治癒這個目標，人們在過去的四十年裡並沒有靠標準療法取得什麼重大的進展；用另一種更實際的方式來說，每5個採用過傳統療法的病人中，就有4個人在五年內死亡。在1960年代，人們高度期待化療和賀爾蒙療法能改善這種窘況。雖然實驗研究的結果充滿希望，但仍有待在醫院病房裡得到讓人滿意的實現，當時人們的期許之高，甚至認為血癌和淋巴瘤也許能受到控制，然而事實是，至今我們還是無法控制它。

　　就算是最狂熱、最有心支持標準療法的人──我把自己也算在內，他們也清楚知道一般用來對抗癌症的方法，和十年前或甚至更早以前其實差不多。我們已累積了很多有關局部性腫瘤的知識，然而這些知識完完全全不夠，因為它們沒有考慮到疾病的整體與全身性質。

　　雖然醫學界和媒體總會定期爆出一些治療癌症的樂觀消息，然而，**除非所有的腫瘤學家願意從根本去反思癌症究竟是什麼，否則現有的窘境是不會得到任何改善的**。反思也許是一件讓人痛苦的事，但學者專家們必須承認我們在治療癌症上已經走到死胡同，唯有大膽改變方向才能克服困難。研究癌症的科學家必須遠離他們曾經追隨的腳步，其中有很多人在經過一輩子的努力後，決定重新接受古代先人那唯一站得住腳的觀點：癌症其實是一種全身性的疾病。我認為，只有接受這個觀點，我們才能繼續往前，才能期待外科手術、放射療法以及其他的協助扮演起治本而不只是治標的角色。而且，可能也只有這樣，許多醫生才不會再使出「善意的謊言」那一套了。

Chapter2
早期醫師：癌症是全身性疾病
腫瘤只是疾病的症狀

Chapter 2

> **Point**
> - 癌症不是疾病，只是疾病的某種症狀。也就是說，惡性腫瘤只能在一個已經生病的身體裡蔓延。
> - 癌症是初生腫瘤和繼生腫瘤得以蔓延的先決條件，換言之，腫瘤只是疾病最後一個階段的症狀。
> - 古代的開刀技術雖不如近代，但他們採取「病因療法」——把病人當成一個整體來看待，並且治療隱藏在疾病表面下的身心失調。此方法比我們的局部療法還更完善得多！

　　癌症是一種潛伏的疾病。一般來說，患了此疾的人在初期階段不會有什麼痛感，但查出來時卻往往已經回天乏術了。人們向來把癌症說成是一種凶惡的細胞，它以某種方式干擾人體的運作規則，並且瓦解身體正常的保護能力。它會入侵人體周遭原本井然有序的細胞，並占領末稍區域；這種嗜吃人肉的瘋狂行徑會不斷下去，最後，癌細胞會以毀滅宿主的方式讓人們死亡。

腫瘤只能在已經生病的身體裡蔓延

　　我們必須為上述這種充滿情緒的描述補充一些東西：癌症不是一種疾病，而是一個一般性的用詞，用來說明一些並**不完全相同但卻彼此相關的疾病**。依照分類標準的不同，癌症這個詞於是被用來說明150種以上不同的疾病。就更普通的定義來說，癌症是指體內的細胞以看似不受控制的速度繁殖而導致的失序狀態，這種繁殖讓細胞喪失或改變它們正常的生化特性。

上述這些對癌症過於簡單的描述——因為科學家們連對該如何定義癌症都有著嚴重的分歧，再加上現有知識水準的有限——衍生出了一連串的疑問，例如：面對這些叛變的細胞，我們能做些什麼呢？該如何禁止這些細胞侵犯健康的組織？為什麼這些細胞要在表面上看起來很健康的身體裡蟄伏數年，有時候甚至長達四分之一個世紀，然後才變成有害的疾病？

這些問題的答案很簡單。答案是：沒有任何人真的知道為什麼。

1806年，一群受人敬重的美國物理學家組成了一個委員會，提出一些根本的重要問題：如果真的可以的話，我們該如何明確定義癌症是什麼？如何確認癌症前期的狀態，並且證明癌症不只是一種會傳染、也是會遺傳的疾病？

其實，許許多多這類的問題至今尚未獲得完整的答案，也許還要再等七十年或一百年之後才有可能得到答案。這種情況讓我們保持警醒，讓我們明白癌症的問題有其複雜性和重要性。甚至於，我們也不能說是它是「一個」問題，英國腫瘤學家法蘭西斯・羅（Francis Roe）曾精準的說：「**這是『一群問題』**。」羅的說法突顯出我們當前對於癌症本質及其定義的研究，還是有很多亟待解決的問題。

我寫這本書的用意，不是為了湊一腳去討論那些普遍性的爭議，例如：細胞生長不受控制會帶來什麼影響；細胞分化的能力下降；癌症的寄生蟲是否會把健康的細胞轉變為無法靠分化來成長的惡性細胞；我們目前對於「細胞接觸性生長抑制」（cell contact inhibition，當細胞增殖到某種程度時，空間限制會使細胞的接觸面積增加，進而造成細胞生長停止）所知甚少，而如果少了這種現象又會有什麼影響；在複雜的細胞微型宇宙裡，酵素具有什麼樣的功用；染色體確切的結構以及它們活動的

性質與範圍為何；身體啟動免疫反應的能力——也就是所謂的抗原性，是如何運作的等等……

上述種種作用以及它們在癌症蔓延上所扮演的角色為何，無疑仍需要我們去確定。

除非我們能夠解決許多術語在生物化學或生理化學裡的不同用法，否則這種情況還是會持續下去。

人們寫了一堆文獻討論這些問題的本質，希望能夠克服問題；用來探討生化成效的出版品也多到可以堆滿一間四人房的屋子。我不打算湊上一腳去探討那些理論的東西，只想主張一個事實，從癌症的生長、控制或延長病情緩和的時間來看整個問題，會讓我們面對一個根本的事實：癌症是整個身體的一部分。這種全身性的疾病說明了：儘管腫瘤很重要，但它仍然只是疾病的症狀。這個意思是說，惡性腫瘤只能在一個已經生病的身體裡蔓延。

在過去十年之間，有愈來愈多臨床學者——尤其是英國和美國，承認這個古老的觀點。最近出爐的免疫學研究，發現了一個大有可為的觀點：癌症是由病毒所引起的。這意味著身體天生具有抗性，而這個抗性則在癌症裡扮演重要的角色，這一點可以從一個事實裡看出：**癌症對於人體的調節機制、功能與新陳代謝的干擾，實際上在腫瘤出現之前就已經有跡可尋。**

> **身體先生病，之後腫瘤才產生**
> 癌症不是疾病，它只是疾病的某種症狀，也就是說，惡性腫瘤只能在一個已經生病的身體裡蔓延。

這些初步的研究結論甚至都進一步證明，從癌症的意義與管理角度來看，我們只能把它看成是一種全身性的疾病。

1970年在休斯頓舉行的第十屆

國際癌症大會,也同樣支持此論點。科學家紛紛主張,如果我們繼續維持現有研究和治療癌症的方法,便意味著我們將「從危機走向徹底毀滅」。

這次會議得到的結論是,外科手術、放射學以及以抑制細胞為目標的化療技術幾乎要黔驢技窮了,我們很難期待這些方法會出現什麼有價值的進展。這個經過深思熟慮的「第二意見」,催促我們必須用全新的角度去面對癌症。

過去的癌症觀點

這次會議結束後,有些腫瘤學家離開休斯頓,決定重新檢視在過去一個世紀裡,他們想了解在主流觀點——癌症是局部性疾病——大行其道的背後,還有哪些不一樣的看法。在這個脈絡下,體液病理學的種種概念,包括失衡的混合體液、解毒不完全、身體的排水性不良、強化身體自然療癒能力的必要性等等這些已被遺忘很久的古老概念,都重新得到人們的檢視與評估,並且被賦予價值以及新的名字。

今天,上述的術語已經被改稱為恢復正常的穩定狀態、修復新陳代謝的障礙,以及恢復防禦機制。但是無論我們如何稱呼它們,其背後的思想,也就是「癌症是一種全身性的疾病」,確實與過去一百年來被人們奉為圭臬的論點大相逕庭。

這種觀點才是對的!

在人類的文獻裡,最早提到癌症的發生與治療是中國和蘇美人的醫學手稿。從西元前三千年的醫生開始,人們就認為癌症起因於人體的調節過程被干擾,因此他們嘗試用藥物和針灸來治療這種狀況。

在古印度的醫療書籍裡頭，例如約西元前兩千年的《羅摩衍那》（Ramajana）與阿育吠陀（Ayurveda），人們則建議用草藥療法，把雄黃和礦物以各種方式調配在一起來治療癌症，至於表面的腫瘤則用火熱的鐵鉗來灼燒。

希波克拉底的體液病理學

希波克拉底（Hippocrates，西元前460至377年）被視為是「西方科學醫療之父」，他是體液病理學有名的作者之一，著作裡有很多文獻和癌症的起因與治療癌症相關。在他的作品裡，西方第一次提到惡性腫瘤，他稱之為癌瘤。

他說，體內的毒素增加──尤其是「黑膽汁」的產生──會導致「體液分離」（指「血液」、「黏液」和「膽汁」），而這就是癌症的成因。他建議以適當的藥劑先在體內解毒，至於用手術介入人體的部分則應該留做最後手段。砷、硫磺、瀉藥、斑蝥（一種甲殼昆蟲）、黑藜蘆、山達脂及其他材料，則可以用來從體內治療癌症。

排毒為治療一切疾病的根本

希波克拉底為病人開出特別的飲食處方。食療或飲食的英文diet來自希臘文diaita，意思是「生活方式」，因此，它指的不只是營養（這正是我們現在狹隘的用法），還包括禁絕一切可能對精神與心靈生活有害的東西。希波克拉底還提出一些癌症個案的歷史，藉此說明癌症病患的治療。

早期醫師：癌症是全身性疾病

後來，其他人把他的學問加以延伸，而直到十八世紀之前，他的研究在西方醫學領域裡一直都被奉為圭臬。

阿斯克萊皮斯（Asclepiades，西元前128至56年）是一個住在羅馬的希臘名醫，他認為所有物質——包括生物，都是由非常小又看不見的粒子和原子所組成的，因此只改變體液無助於疾病的治療，而必須把身體的固態部分也納入考量。由於這個論點，阿斯克萊皮斯成為「固體」（solidar）或結構病理學之父。但是，即使支持原子論的觀點，他仍不是局部主義的擁護者；相反的，他支持整體主義。他是一個最能體現整體主義精神的醫生：反對使用藥效太強的藥物並崇尚自然療法，例如飲食、草藥混合物和運動。

大家都說葛倫（Clarus Galen，西元131至200年）是西方實驗生理學和病理學之父，他寫了大約五百本著作，其中包括許多談論癌症學的手稿。葛倫和希波克拉底一樣支持體液論點，而且認為黑膽汁非常重要，因為黑膽汁就是癌症的起因；直到十八世紀為止，人們都毫無異議地接受這個論點。葛倫還認為，癌症是由體質因素而引起的全身性疾病，就他的觀點來看，**以內科途徑治療癌症是第一要務，外科手術只扮演輔助的角色**，他還為癌症治療提供了非常明確的飲食指引，並列出了禁止食用與允許食用的食物清單。

中世紀初期的歐芮貝修斯（Oribasius，西元325至403年）是羅馬帝國皇帝朱利安的御用醫生，他寫了一部共七十冊的醫學百科全書。在當時，人們認為癌症起因於黑膽汁，而黑膽汁是一種「會引起干擾的物質」，也是「體液的刺激物」。因此，歐芮貝修斯說若能採取合適措施成功地消除體內毒素，便可治癒癌症。

希臘醫生保羅（Paul of Aegina，西元625至690年）則說，癌症可

Chapter 2

能在身體內外任何一個地方出現，但若真要動用到手術的話，他只建議用在乳癌上。

要注意的是，上述這些醫生都是透過經驗和觀察，發現無論是面對哪一種慢性病——當然也包括癌症，適當的解毒才是最重要的。這些醫師擅長將不同的植物和礦物混合，藉此治療某種體液不協調所導致的特定慢性病。如果只是把這些醫生開的藥當成在調理五臟六腑，那可真的有欠公允，因為他們開的藥方不只是藥，而是一種藝術。

阿拉伯的醫療採用古代醫生的知識，並將知識延伸到以化學物質和植物為主的藥物療法，再一次地，他們還是認為全身性的醫療與解毒是治療癌症的第一要務。波斯醫學家阿維森納（Avicenna，西元980至1037年）所寫的《醫學正典》是一套上百冊的巨作，而在瑞士醫生帕拉塞爾瑟斯（Paracelsus，西元1493至1541年）之前，這套書一直都是公認最好的醫學教科書。

西方醫療和阿拉伯的狀況一樣，在文藝復興時代之前的「寺院醫學」，其主要的目標也是藉由植物和礦物組成的物質來配製藥品。在當時，人們認為有很多特定的草藥可以「驅散」癌症的腫瘤，而且除非真的有必要，否則他們不會輕易動用手術。即使是藍法蘭奇（Guido Lanfranchi，1250至1306年）那樣出色的醫生，他在1296年寫成的《偉大的外科醫學》裡也同樣贊成這個看法。

治療之道應從自然而來

為人所熟知的瑞士名醫帕拉塞爾瑟斯，他的本名其實是龐貝士（Bombastus Theophrastus von Hohenheim）。他是之後新時代中最傑出

的一位醫生，不僅開創了醫學新局面，也是偉大的醫療改革家。他將許多阿拉伯煉金術士的配方加以實驗然後應用，並成功地治療癌症。他說：「病人之所以能夠痊癒靠的不是醫生，而是靠自然的力量。」帕拉塞爾蘇斯認為，醫生應透過適當的方法從旁協助自然療癒力發揮作用。因此，身體本身的防禦能力是治療的關鍵部分，他說，在面對任何疾病時，我們應該「追根究柢，發掘病發的根源。」

在植物療法裡，他使用的是屬於毛茛科的黑藜蘆，這種植物的效果和槲寄生、彎曲的黃色景天屬（或稱佛甲草屬）、山金車與其他菊科植物，以及大蒜、洋蔥和野生韭蔥（百合科）相似。他使用的礦物則是砷、硫磺以及各種混合的鹽巴。由於得到的效果顯而易見地讓人驚豔，以致帕拉塞爾瑟斯寫下這段話：

「我們應該禁止並且嚴厲處罰那些使用切除、灼燒、烙印和其他殘忍酷刑來根除癌症的人。這種疾病源於自然，治療的方法也得從自然而來，而不是靠醫生。因此，既然疾病是自然而來，而且非醫生造成的，治療之道當然也要從自然而來，而不是從醫生那裡來。當醫生的人必須學習自然與人為兩種治療方式，並且聽從它們的教導。」

帕拉塞爾瑟斯的治療架構不只包含身體的治療，還包括精神治療，因為每一種疾病的成因都能在「精神、心靈和身體裡找到根源」。也許正因為這樣的觀點，帕拉塞爾瑟斯被視為是當今身心研究的奠基者：「讓愛成為醫療的最高使命。」

近代觀點

萊昂哈特・福克斯（Leonhard Fuchs，西元1510至1590年）是德國

恩高斯達特的教授，他鉅細靡遺地記錄用草藥治療癌症所得的效果。而法國名醫安布魯瓦茲・巴雷（Ambroise Pare）可說是文藝復興時代最有天賦的外科醫生，他不斷在他許多的著作裡表達一個觀點：癌症是整個身體的疾病，因此**在我們進行任何外科手術之前，應該先醫治整個身體。**

凡・海爾蒙特（Johann Baptist van Helmont，西元1577年至1644年）是荷蘭萊頓大學（Leiden University）教授，他提到說精神壓力可能會導致癌症，從而預告了三百年後現代心理學的發展。法國的笛卡兒在1650年建立了一個理論，認為退化的淋巴才是癌症的起因，因為所謂的黑膽汁根本就不存在。從這時候開始，人們接受了長達一千多年的理論──葛倫所說的「黑膽汁是造成癌症的原因」──終於被笛卡兒的論點取代了。就笛卡兒的觀點來說，惡性疾病和淋巴的狀況有關，也和淋巴的退化有關。

當學者專家於1773年在里昂學院提出「癌症是什麼」這個問題時，伯納德・白里勒（Bernard Peyrilhe）醫生以當時革命性的答案獲得大獎。他說，癌症的成因不是退化的淋巴，「**而是淋巴裡面的毒素**」，也就是他所謂的病毒。

在當時，病毒指的是毒素，而不是我們今天所指的微生物，這種假設性的病毒據說不會遺傳，只有罹患癌症的傾向才會遺傳。白里勒是第一個嘗試以動物實驗解決癌症問題與續發性腫瘤的人，而他得到的結論是：「要描述這種疾病是一件非常困難的事，難度和治療它差不多。」

史塔爾（Georg Ernst Stahl，西元1660至1734年）是哈雷大學與柏林大學的教授，他重新研究「身體固有的恢復力」，並把它稱為「活

力」（anima）。他認為，提高體溫是身體治療的一個方法，而且反對降低體溫。

霍夫曼（Friedrich Hoffmann）是哈雷大學的教授，也是普魯士國王的御用醫生，他使用來治療癌症的方法是體質療法。他相信癌症會遺傳，而且提出很多案例來說明這個疾病不斷地出現在一些家庭中。

約翰‧杭特（John Hunter，西元1728年到1793年）是倫敦的一個解剖和外科教授，他曾嘗試為淋巴理論找到新的方向。如果笛卡兒的淋巴論重點在於退化，那麼杭特的淋巴論其重點則是凝固；凝固的意思是，根據生物法則，血液從血管裡滲出後會變得「有組織」。這個理論真正的過人之處，在於杭特的觀點，他認為：「腫瘤之所以會產生，是因為身體本身的活動使然。我們可以把腫瘤比擬為正常的身體組織；它是活的，會生長，而且還有身體提供養分給它。」杭特還說，淋巴也許還會引發腫瘤，就算它引發的不是會引起癌症的腫瘤，也仍舊是惡性腫瘤。因此，我們必須更注意腫瘤的解剖結構，藉此發展出診斷的技巧。

相較起來，杭特主要的目的是了解癌症的本質，而其他人則比較關心治療方面的問題。

癌症藥物的使用

此刻，時間雖然已經從古代跨到新的時代，但治療的架構基本上還是一樣的。

無論在什麼時代，人們的目標都是用通便以及其他淨化、排毒與飲食療法的方式，來改善癌症病人體內「體液的刺激物」。至於腫瘤

本身的話,除非真的必須動用到外科手術,否則一律用內服或外用化學或植物療法,藉此消除腫瘤。

經實驗證明,砷是治療腫瘤最有效的化學藥物,但它常常會造成致命性的中毒。因此,人們對於是否要把砷納入正式的藥物配方一直有爭議,很多時候甚至還會遭受斥責。結果,砷幾乎成了一種祕方。

伊爾福特(W. R. L febure de Saint-Ilford)在1775年宣稱,他藉由讓病人服用砷而成功地治療癌症,但即使如此,他的藥方毒性依然很強。在1785年,湯馬斯・弗勒(Thomas Fowler)終於成功製造出含砷的藥方,這副藥方不僅在科學上被證明有效而且毒性較低,還被稱為弗勒配方,並且很快就受到廣泛的使用。

以解毒為基礎的癌症治療

古代另一種以內服和外用的方法來治療癌症的藥方,用的是腐蝕性的昇華產物和以其他水銀的藥物調配而成。由於有毒性,這些藥方依然不會在一般醫療過程裡使用,只會在祕方裡出現。曾在維也納實習的荷蘭醫生史威登(G. van Swieten,西元1700至1772年)是赫爾曼・布爾哈夫(Hermann Boerhaave,西元1668至1738年)的學生,他和當時俄羅斯帝國伊莉莎白女皇的御醫桑切斯(Sanchez),都建議用水銀來治療癌症。為了治療癌症,其他重金屬也曾被用來內服或外用,其中包括銅、鐵、鉍、鉛、矽土以及其他礦物。包括焦煤油、石

> **腫瘤只是疾病的症狀**
>
> 各家的諸多觀點皆說明了一個觀念:癌症是初生腫瘤和繼生腫瘤得以蔓延的先決條件。換言之,腫瘤只是疾病最後一個階段的症狀。

油、松節油、樹脂和許多其他天然物質,還有那些數不清卻又十分重要的草藥、瘡傷藥與有毒的植物在內,人們都曾在十九世紀之交不斷嘗試用它們來治療癌症,並且得到許多成果。

用來治療癌症的化學成分和植物雖然會隨著時代潮流而不斷改變,但是人們用來治療癌症的體質療法——也就是全身療法,即使歷經時代的遞嬗卻沒有任何根本上的改變。

古代的醫生們普遍認為,**癌症起因於整個身體內部的毒素**,這一點和全身療法的觀點一樣。人們過去的看法是,除了局部性的處理腫瘤外,還需要一些淨化、去毒、調理體質的藥物,藉此改變病人全身的狀況。上述這些事實說明了一個觀念:癌症是初生腫瘤和繼生腫瘤得以蔓延的先決條件。換言之,腫瘤只是疾病最後一個階段的症狀。

順勢療法

十九世紀之初,順勢療法(homoeopathic)的開山祖師山繆爾・赫尼曼(Samuel Hahnemann)為全身療法賦予了全新的動力。赫尼曼指出,所有疾病之所以會發生,基本上都有共通的原因,那就是「未知的內在毒素」,而他稱之為疥癬(psora)。感染疥癬會影響個人體質,並且容易罹患癌症。

赫尼曼以十分具有說服力的立場指出,**醫療行為應該以經驗為基礎,同時以對自然謹慎觀察為根據**。此外,他還認為治療疾病最重要的方式是醫生親自做過藥物的人體實驗。正是因為這個立場,赫尼曼成了實驗藥理學之父。

赫尼曼最後得到結論是,藥物在特定個案上究竟會發揮出什麼效

Chapter 2

果，需視使用的劑量而定。無論是哪一種藥，只要裡面含有較高的毒素和亞毒素，都會導致個別或特定的中毒現象或衰弱症狀；如果給的劑量較低，則會得到相反的效果。

從這一點來看，赫尼曼得出一個結論：若想治好某種有毒藥物所造成的疾病，可以透過服用較少劑量的相同毒藥達到這個目的。於是，有毒藥物對人體的影響似乎可以看得更清楚了：某個藥物的純度愈高，它的作用就愈強。

當赫尼曼和他的追隨者有系統地研究當時普遍使用的藥物時，他們發現這些內含毒素和亞毒素的藥物可能會造成「腫瘤」、惡病質（癌症病患的極度消瘦）以及一些癌症的症狀。因此，他們得出一個結論：與這些有毒物質的藥效相反且高度稀釋的物質，應有助於癌症的治療。他們在許多病例裡發現用這種方法能改善病症，有些個案的症狀甚至會完全消失。

要證實上述的說法，人們還得多等一個世紀，終於等到「精準」的科學方法證明極低的劑量所帶來的療效。植物和動物學家發現，如果將一些活性物質——例如植物的生長素，以一百億分之二公克這樣極低的劑量加以使用，就能引發明顯的反應。以順勢療法的術語來說，就是11倍稀釋藥力強度（the eleventh potency，順勢醫學的法則為愈稀釋，藥力愈強），也就是微量元素。

在許多動物和植物的實驗裡，我們都曾經在更稀釋的液體裡發現微量元素。寇立思可（Kolisko）發現，稀釋到十三倍藥力強度範圍的液體，可以讓植物的生長有明顯差異。

專家已經在膠體化學、物理學和生物學裡研究過許多其他順勢療法的配方，每一個實驗個案均證實，即使將毒素進行非常多的稀釋，

也就是達到「高度藥力強度」的水準,還是能夠明顯地檢測出它們的治療效果。

在1883年,德國醫生魯道夫・安特(Rudolf Arndt)發現,某個刺激物的生物性效果如何,取決於刺激物的強度。稀釋的刺激物能活化生命力,中度刺激有益於生命,強度刺激會抑制生命,而非常強的刺激則會扼殺生命,這就是眾所周知的「安特定律」。

稍後,德國藥理學家舒茲(Schulz)把他的研究焦點放在赫尼曼定律與安特定律的相似處上。舒茲進行實驗後指出,像安特法則這種定律不僅適用於身體,還適用於化學或醫療刺激。這個見解就是後來有名的「安舒法則」。

除了順勢療法長期善用許多生物現象和治療方法之外,敏銳的醫生天生就有絕佳的直覺力,並且樂於**把病人當成一個整體來治療**。早在「主流」科學注意到這些方法之前,先前提到的那些醫生老早就以實證為基礎,讓順勢療法得到進一步的發展,針灸和電針灸就是這類的例子。現代的實驗醫學也許有驚人的進展,但就像阿斯納(Aschner)曾無奈地說過:「以既存的有效治療方法來說,我們連其中的十分之一都沒用到。」

病因療法更勝局部療法

在十九世紀中葉之前,一代又一代的醫生在漫長的一千多年裡,以自己的經驗和觀察不斷表達出以下的觀點:我們看待癌症必須像看待其他慢性病一樣,它的成因必然是由於體質的改變、某種的傾向、某種生理功能或調節能力的失調以及某種「體液的腐壞」所導致的。

他們說，癌症之所以會發生，是因為複雜的代謝失調，以及身體無法去除不斷蔓延的毒素。無論過去流行哪一種理論，也許是膽汁理論、刺激性體液理論、淋巴理論或功能失調理論，它們都同意一個論點：癌症來自於全身性的疾病，而腫瘤只不過是疾病的一個症狀。

讓人吃驚的是，這個觀念非常接近當今看待癌症的最新觀點。

古代的醫生曾對癌症的發展模式進行細膩的觀察與描述，而如今我們終於可以在治療癌症時確認他們的觀察是正確的。

我們真的能夠證明說，古代醫生採用的治療方法較能有效治療癌症嗎？今天，人們其實還是傾向於反對這一點，有些致力於「現代」醫學的科學家還認為，我們必須駁斥甚至嘲笑古人的方法；然而在嘲笑的同時，他們卻援用許多古代的實證方法，只不過是將之貼上一個聽起來比較科學的標籤而已，例如精神療法、水療法、浴療法、氣候療法、日光浴療法、飲食療法、手法治療、物理療法等，還有一些涉及清除過程的用語，例如靜脈切開術、水蛭療法、發熱療法、通便以及節食等。

然而，就許多方面來看，現代人還是會覺得古代醫生的觀點很奇怪，因為有些治療聽起來並不可信。的確，在當時能夠用來治療癌症的方法非常有限，而且也讓人不盡滿意。但即使如此，我們是否有權利質疑他們成功治療癌症後所寫的詳盡報告，或甚至對報告完全不屑一顧？

當時的手術沒有那麼發達，沒有無菌或無痛開刀，可想而知──只能切除容易觸及的腫瘤。現代人

> **病因療法比局部療法更為完善**
>
> 　　古人的開刀技術雖不如我們，但他們採取的病因療法──把病人當成一個整體來看，並治療隱藏在疾病背後的身心失調──卻發展得比局部療法完善。

用局部開刀的技術所達到的驚人效果,對古代人來說是完全不可思議的。然而,古人的開刀技術雖然不如我們,但是,他們所採取的「病因療法」——把病人當成一個整體來看待,並且治療**隱藏在疾病表面下的身心失調**——卻發展得比我們的局部療法還更完善得多。可是,我們一直沒有在現代治療癌症的架構裡適當地了解病因療法。

總而言之,我們可以說在十九世紀中葉之前,西方秉持的醫療觀點是希波克拉底、葛倫與拉塞爾瑟斯的體液病理學。在醫療史和古代醫生的教科書裡,我們總能清楚看到這樣的觀點:癌症是由全身性失調所導致。這些醫生遵循一套不成文的醫療觀點,那就是人們看待疾病的角度決定了他們治療疾病的方法。

數千年來,醫生們總把癌症視為是一種全身性的失調,因此他們基本上是用內科的方法來治療癌症。

不過,這一切卻都在接下來的幾百年改變了。

Chapter3
局部主義的隱憂
切除、化療,然後蔓延

Chapter 3

- 在過去,癌症治療有兩個層次:一個是病因層次,另一個是病症層次,兩者均不可偏廢。但是,當細胞病理學成為顯學後,治療癌症逐漸成為外科醫生的責任,然而,只有5％接受過肺癌手術的病患能活超過五年,而有80％的病患在手術後一年過世,足以證明病症層次仍不夠完備。

- 放射線療法被認為是必要的輔助技術,有時也是手術之外的另一種選擇,因為放射療法看起來比較不血腥。然而,放射治療會摧毀活的組織,這安靜得像做夢一樣的過程看似什麼都沒發生,最後卻導致和手術一樣痛苦和危險的結果。

- 放射治療只是對局部有效的治療方法,還會對身體產生許多難以復原的副作用。研究實驗發現,密集的放射治療會損害身體柔軟的結締組織——也就是間葉細胞,讓身體的自然抵抗力大受摧殘。

- 病人接受過手術或放射治療後,醫生會把化療當成手術或放射治療後的後續治療,這樣腫瘤轉移的風險往往就會降低。不幸的是,化療不會區分細胞的好壞,所以對正常細胞與癌細胞的生長全面通殺,所有快速生長的組織——尤其是黏膜和毛囊,都會因此受到嚴重的化療傷害。

- 手術已經橫行了有一百年之久,放射學是七十年,化療則有三十年。然而,根據數字統計,我們必須面對一個嚴肅的事實:如果我們繼續用上述的方式治療癌症,將只有20％的病人能夠真正地得到痊癒。

什麼是癌症?應該如何處理癌症?

人們對於這些問題的看法大約從兩百年前開始有了轉變。這個轉

變和**轟轟**烈烈的街頭革命不太一樣,它是安安靜靜地在歐洲的實驗裡發生。

局部觀點——癌症治療走偏的第一步

改變都會有徵兆,而這次的徵兆始於義大利病理學家莫爾加尼(G. B. Morgagni,西元1682年到1772年)的研究。莫爾加尼根據早期的研究以及他在解剖上的發現,得出以下的結論:

癌症發生在器官裡;有癌症是因為器官發生病理改變。

這是人類有史以來第一次把疾病——包括癌症,視為局部現象,組織學研究則進一步擴展這個觀點。

之後,法國研究家比夏(Xavier Bichat,西元1771至1802年)繼續發展莫爾加尼的理論,他認為:無論是良性還是惡性,所有腫瘤都發生在結締組織裡。比夏最有名的學生是雷奈克(R. Laennec,西元1781至1826年),他繼續發展這個觀點,還出版了一本談論惡性腫瘤分類的教科書。

從這些科學家的著作裡,我們可以看到一個重要的事實:

人們愈來愈疏於尋找癌症的成因,卻把注意力放在癌症的型態結構和分類上。

即便顯微鏡在十六世紀末期就被發明出來了,但因其侷限性,當時的研究人員只能觀察到癌症的大組織。直到1824年,當謝瓦利埃(Chevalier)發明第一台消色差顯微鏡後,人們才終於能夠研究細胞的結構,進而分辨細胞、原子核與核仁,並歸納出細胞形成的法則,讓人們能夠區分正常和不正常細胞之間的差異。

Chapter 3

　　約翰內斯・穆勒（Johannes Mueller，西元1801至1858年）十九世紀歐洲最有名的醫生之一，他成功地在顯微鏡底下研究腫瘤的結構，還史無前例地指出腫瘤本身也有細胞。穆勒是一位生理學家，而生理學和體液病理學很類似，他認為，他的研究只不過證實了科學早已知道的事。此外，他也認同「體質」（crasis）理論，認為癌症是一種全身性疾病，而腫瘤只是疾病的症狀。

體液不調是一切疾病的根源

　　十九世紀病理學最出色的人物之一，是魯道夫・菲爾紹（Rudolf Virchow，西元1821至1902年），他發現細胞會擴散，而且結締組織是所有惡性腫瘤的生長基礎。

　　菲爾紹的研究非常有原創性，立論出色，也很有說服力。在1858年的時候，他又提出另一個更傑出的作品：探討細胞病理學的「菲爾紹理論」。

　　此理論以細胞病理學為架構，認為所有發病的過程都是在細胞裡發生。這個理論不僅為當今熟知的細胞病理學奠下基礎，還讓專業的醫療人士相信癌症是身體的局部性疾病。

　　儘管菲爾紹的著作清楚表明他在細胞病理學的立場，但他依然堅守一個理念：身體應該被視為一個整體。他知道自己的理論很有價值，補足了當時人們對體液和神經病理學的觀點。即使如此，菲爾紹卻是第一個承認自己的理論無法超越古代思想的人：

　　「再強調一次，雖然我們都很清楚，與身體其他部位相比，血液與神經也很重要——而且它們的確非常重要；但儘管如此，我們還是

主張血液與神經扮演了刺激、調節身體其他部位的效果，而沒有絕對性的影響。」

菲爾紹很清楚地說，他的理論必須和其他的病理學系統相互融合。當他闡述自己對於癌症起因的看法時，他提到了三個特別重要的因素：

一、癌症的位置。
二、一個人罹患癌症的傾向，取決於個人的體質。
三、體液不調指的是體液的狀況不佳。

菲爾紹在他針對疾病腫瘤所寫的三冊書裡說：「如果血液裡發生某種變化，而且身體有罹患疾病的傾向，那麼有病的血液就會攻擊容易罹患癌症的部位，然後就會產生疾病了。」

菲爾紹對於體質的看法也很清楚：「一般來說，體內的各種生長和發展活動如何，取決於人的體質，而不同的體質也會決定腫瘤的生長與發展。」

在談及體液不調時，他說：「就現有的知識水準來看，我自己會毫不猶豫地承認，我們必須把某些腫瘤的起因歸咎於血液的問題。換句話說，體液不調就是人體根本的失調。」

只關心腫瘤卻忽略了身體

從菲爾紹的這幾段話來看，很明顯可以知道儘管他在醫學上有出色的發現，卻仍然認為疾病是一種全身性的現象，而且他對體液不調

的看法與希波克拉底的論點相呼應。希波克拉底告訴我們，體液不調是一切疾病的根源，疾病會根據一個人的體質和患病的傾向出現。因此，有人會罹患慢性風濕病，另一個罹患糖尿病，第三個罹患氣喘，第四個則得到癌症。因此從這裡來看，**癌症並不是一種特別的疾病，它只不過是慢性病的一種而已。**

不過，今天的我們很容易就能理解為什麼上述觀點會被人們忽略。菲爾紹的研究成果讓人們確定疾病的變化是在細胞和組織裡發生的，當醫學界處在一個十分強調「科學形象」的年代裡，這個發現是一件讓人震撼的大事。

因此，人們牢牢抓住菲爾紹的論點，把它視為開拓新領域的大好機會，他的發現為新的病理學研究提供充滿明確與具體的證據，只等著後人的追隨。

菲爾紹的發現是非常晚近的事，因此醫學界還沒釐清一件事：菲爾紹的研究雖然在臨床診斷上為我們帶來石破天驚的發展，卻未能說明機能病理學的內涵。結果是，人們把體液病理學（體液病理學強調的不只是細胞如何改變，還包括面對改變所需的配套程序）丟在一旁，把細胞病理學視為新顯學，而不是在既有的病理學架構中找到它應有的位置。

當醫療革命發生的時候，醫生們常常淹沒在一堆讓人震撼的新發現裡，反而了忘記前人留給我們的珍貴遺產，例如，癌症是一種系統性疾病的觀點已經為世人所遺忘，而醫學研究與治療也逐漸只關心腫瘤而已。

換言之，人們看待癌症的態度，已經從原本的全身性慢性疾病，轉變為局部性的疾病。**疾病的症狀被當成是疾病本身了。**

病因和病症不可偏廢

這種改變宣告了當今的醫療方向，已經開始岔離古代醫生走了幾乎快五千年而且還禁得起檢驗的路。

當人們把注意力放在像細胞那麼小的地方時，體液病理學的觀點就被忽略了，癌症起源的過程也被遺忘，取而代之的是機械論的觀點蓬勃發展，把疾病看成是器官的問題。

這種態度至今仍沒有多大的改變，而我傾向把責任歸咎於當今人們對治療癌症的態度。**在過去，癌症治療有兩個層次：一個是病因層次，另一個是病症層次，兩者均不可偏廢**，但是，當細胞病理學成為顯學後，治療癌症逐漸成為外科醫生的責任。

外科手術在十九世紀獲得很大的進展，而當今高超的手術與麻醉技巧則讓它更臻顛峰。如果再加上現代的復甦術和手術後的各種加強治療，手術就變得相對安全許多了。一方面，醫療人員完美地進行器官、血管和大腦等手術；但在另一方面，近年來讓人震撼的器官移植則顯示，外科醫生缺乏的不是解剖學的知識，而是生理學的知識。

在媒體的關注下，外科手術取得長足的進展，人們對外科醫生的能耐抱持十分樂觀的態度，對於手術處理癌症的能力充滿前所未有的興奮與期待。有些外科醫生認為，如果我們真能一刀剷除腫瘤，那麼身體「便能在接下來的一個小時內擺脫癌症，讓身體回復到發病之前那樣。」

鮑爾（K. H. Bauer）教授是一

> **癌症是全身性疾病**
> 當人們把注意力放在像細胞那麼小的地方時，癌症起源的過程也被遺忘，因為他們開始把疾病看成是器官的問題，而非整個身體的問題。

Chapter 3

位傑出的外科醫生,他大力擁護局部觀點,堅決反對全身療法。他在1963年重申外科醫生的信條如下:

「手術的高治療率讓我們知道,用開刀的方式移除癌症是完全可行的。而且經實驗顯示,我們至少要把原發性癌症和發病已久的癌症,以局部的角度來處理,換另一個方式來說,癌症絕對不可能是一種系統性疾病。但是讓人非常意外的是,還真的有一些外科醫生對上述觀念買帳,認為癌症是一種系統性疾病。」

在此,我們必須引用另一位同樣受人敬重的醫生約翰·布魯斯(Sir John Bruce)的看法來平衡報導一下。布魯斯是愛丁堡大學臨床外科的欽定講座教授,也是皇家外科醫學院的前院長。他曾在1970年表達他的觀點:

「(癌症治療)的希望可以在天涯海角,就是不可能在手術室裡。可是,哪天就算我們終於找到它,我們也不應看輕外科醫生曾試圖減輕病人痛苦所做的努力,或責怪他們很少能幫那些活在痛苦深淵的病人躲過死神的索命。」

就上述兩種觀點來說,我認為布魯斯對於外科醫生的稱許是比較實際的。這並不是要貶低手術用來治療癌症的功能,但手術的確是一直到晚近才成為傳統治療癌症的唯一方法。外科醫生大膽又勇敢,希望藉由破壞腫瘤以及癌症的生長帶來一勞永逸的效果。我們應該肯定他們對手術的熱忱,同時也體諒他們必須常常面對手術失敗的窘境。

切掉乳房再切卵巢,然後呢?

我從自己早期當外科醫生的經驗裡得知,一個醫生在面對惡性腫

瘤時，開刀或不開刀向來不是容易決定的事。開刀可能會導致傷殘的風險，不開刀可能導致病患死亡，醫生必須在這兩者之間取得平衡。

一般來說，外科醫生都傾向開刀，所以他們會發揮一切的技巧和判斷來動手術，卻常常只能無奈地看著他的努力付諸東流。舉例來說，只有**5％接受過肺癌手術的病患能活超過五年**，而有80％的病人在手術後一年過世。

早期超根治手術的失控

在面對這麼讓人沮喪的數據時，癌症外科醫生的身上於是背負了更多壓力。有人主張說，唯一能將腫瘤一勞永逸除掉的做法，就是盡量在初期就進行更多的切除手術，例如在胃癌初期就把整個胃拿掉。

在這種情況之下，醫生會面臨一個問題：為了提高治療的效果，我是否應該對很小的腫瘤進行很大的手術？

很多人會急著回答：「是。」希望藉此得到完整的有效治療。於是，「早期超根治手術」問世了。在這種手術裡，膀胱和直腸可能被切除，或是就乳癌來說，手臂、鎖骨以及乳房都會被移除。布魯斯的看法也許能夠幫讀者釐清這類手術的背景：

「這種手術也許欠缺更宏觀的視野，但是我們必須讓一步，容許外科手術也會有特殊情況存在的空間。我們不應該因為反對超根治手術的概念或厭惡這種手術，就忽視它的潛在價值。執行這種手術會考驗醫生的勇氣，或許還需要一些冷酷，以及一些高超精湛的技巧。最適合使用它的時機點是當疾病從原發處開始影響器官與組織的周圍，但尚未擴散到比較遠的地方。」

但即使如此，就特定層面來說，手術的效果還是十分有限。癌症是一種潛伏的疾病，當我們能診斷出惡性腫瘤時，往往已經有三分之二的腫瘤是續發性的，或已經滲透進附近的其他結構裡，使手術幾乎不可能成功，就算是早期診斷也還是愛莫能助。在這種情況下，外科醫生使不上力，不能對病人動刀，病情研判是好不了。醫生通常得承認，就算是最謹慎的切除手術，都無法遏止續發性腫瘤或原生性腫瘤再生，因此我們只好執行更大規模的手術。接下來我要舉一個例子說明即使擴大手術的規模，效果還是十分有限。

有一位四十歲的婦女，在美國一家知名的醫院診斷出胸部長了一個惡性腫瘤。醫生建議她開刀，於是她整個胸部和腋下的腺體都摘除了。休息沒多久之後，她的卵巢也被拿掉了，因為醫生認為乳癌可能有「雌激素依賴」的狀況，也就是說，病人卵巢裡的賀爾蒙可能對殘留的組織造成影響。之後，醫生建議病人進行第三次手術，這次把她的腎上腺拿掉，好對抗連放射治療和化療都無法抑制的癌症。

腎上腺切除後，外科醫生又建議她把腦垂體拿掉。腦垂體是位於腦底部的一個小腺體，作用是調節身體其他賀爾蒙腺體，不幸的是，這位婦女在經過這次手術後並未復原，**這是她一年內動過的第四次手術，這就是企圖用手術的方式解決系統性問題的後果。**

手術的先天限制造成高復發率

當我們能診斷出惡性腫瘤時，往往已經有三分之二的腫瘤是續發性的，或已滲透進附近的結構裡。

因此，就算是最謹慎的切除手術，都無法遏止腫瘤再生，醫生只好不斷執行更大規模的手術。

放射線治療

很多頂尖外科醫生認為，癌症手術是必要之惡。基於這種觀念，人

們認為放射學是必要的輔助技術，有時還是手術之外的另一種選擇，因為放射療法看起來比較不血腥，沒有哪一塊肉要切除，也不會流出一滴血。

但是，在某一位相關的權威人士眼裡，放射治療會「摧毀活的組織，然而，這安靜得像做夢一樣的過程看似什麼都沒發生，最後卻導致和手術一樣痛苦和危險的結果。」

放射治療的副作用難以痊癒

最近，國際防癌聯盟的癌症控制委員會主席埃里希・伊森（Erich Easson）提出一請願，期盼人們能體諒這種狀況。伊森強調說：「這就像執行手術一樣，為了治好癌症我們必須接受放射治療會帶來暫時性不適的代價。」他把放射治療的副作用加以分類如下：在器官或組織裡進行放射治療後的反應包括喉嚨「發炎」以及吞嚥困難，或是膀胱發炎時常有尿濕性皮膚炎的現象，而經放射治療後的腸子會有腹瀉的狀況。

伊森認為，這些症狀都比手術的副作用要來得輕，因此我們還是得接受。他還主張說，接受放射治療的病人可以幫我們「打消人們對那神祕不可見的放射光束的疑慮，因為所謂的輻射中毒絕對只是來自於莫名恐懼的心理作用。」

就算我們可以和病人說，那些永遠殘留在他們體內的影響只不過是他們的心理作用，但要解釋這一切仍舊是一件很困難的事。這麼多年以來，我看過很多病人的皮膚因為接受放射治療而變得又硬又厚，還會發紫，很像被游離輻射照到後的嚴重灼傷。更慘的是，有些人因

為產生的傷害太嚴重而無法痊癒,皮膚還有很深的紅色皺紋斑點,惡性細胞已經從原本接受放射的區域擴散出去,所以治療實際上是沒有效的。

放射療法的演進

這些雷射光到底是什麼?它們如何運作?透過它們的治療,如何在生理上產生效果?這些效果如何應用在人類的臨床上?有些答案非常明確,有些則會在不同的放射治療師之間引發激烈的辯論。

在1896年,德國物理學家崙琴(W. K. Roentgen)提出他的經典報告,宣布發現X光。同年,法國物理學家貝克勒爾(Becquerel)在鈾裡面發現其他放射性成分。於是,居禮夫婦把鈾與其他放射性成分分離出來。

直到1900年,人們已經開始用X光來診斷骨折和身體其他異常的地方,揭開放射診斷學的序幕。人們連做夢也想不到的是,大約在同一時間,X光和放射線已經可以用來當做全新的治療方法了。崙琴提出原創性的發現後過了一年,甚至還有人說X光可以讓惡性腫瘤退化。

在往後的十年裡,人們發現鈾裡面的X光和伽瑪射線擁有深遠的生物性影響,其中最重要的影響是**它們能抑制任何生長中或是很活躍的組織,例如正常造血的骨髓**。直到1910年,這種治療方式已被納入放射治療裡,方法是以某些具穿透性的放射線來處理惡性疾病,成了人們後來所知的游離放射線。之所以稱為游離放射線,是因為它們擁有穿過任何種類物質的效果,包括穿過氣體,使電子從它們的原子分離出來,因此製造出高度活性的離子。

早期的放射管做得很粗糙,而且效果很差。後來在1930年代有一個很大的進展,那就是人們明白X光與伽瑪射線擁有相似的生物效果,應該將兩者一併研究與發展。

之後,放射管做得愈來愈精細,有助於放射治療的發展。然後,又出現了一個大躍進——人們發現應該以精準的方法或劑量去管理放射線的使用,就像我們服藥一樣。這種方法就是後來所謂的崙琴單位,崙琴單位是一種計量標準,用來衡量需要多少游離放射才能製造我們需要的生物效果。

這樣的發展不僅替「現代」放射治療奠定了基石,人類也發明出各種能製造出超過千萬伏特能量的機器,並以線性加速器和貝他加速器製造出良好的電子聚光束。這個領域不僅靠這些製造光束的機器來治療病患,還仰賴各式的放射性同位素或鐳以及鐳的替代品來治病,例如放射性的鈷、金、釔和鉭。這些元素都有各自特別的生物效果。

放射治療師得精準使用這些儀器,因為無論是健康或不健康的細胞,游離放射線都能對它們造成傷害。放射治療之所以有效,是因為它透過突變來摧毀癌細胞的細胞核。

放射治療只對局部有效

今天,一般人相信放射治療對於人體表面的腫瘤特別的有效。比如以皮膚癌而言,放射的劑量會完全用在治療上,並不會損及健康的組織;有高達98%的皮膚疾病與嘴唇疾病,都可以用放射線治癒。當我們面對的是不斷蔓延的續發性腫瘤時,放射線則能夠讓腫瘤暫時性的萎縮,有時候甚至可以永久治癒病情。

放射治療的遺害

免疫療法或其他用來活化人體自然抵抗力的療法，對那些受過密集放射治療的病人來說其實沒什麼作用，因為這些病人體內的葉間細胞已遭損害。

但我們必須清楚地再說一次，用放射線來治療癌症仍有其侷限性：任何一種癌症的治療效果如何，取決於治療時的許多面向。面對一個已經很嚴重的癌症，放射治療不太可能起什麼永久性的作用，而就算是很小的原發性腫瘤，若腫瘤已經透過血液把續發性沉積（secondary deposit）散布到身體其他遠端的地方，那就算用盡方法還是束手無策。所以，就功效來說，**放射治療是一種只對局部有效的方法。**

此外，就算放射治療師和他的技術人員擁有絕佳的技巧，游離放射線還是經常會傷害到照射區域附近的健康組織，這一點已經屢見不爽。這種情況常常對病人造成嚴重的後果，有些後果甚至會在療程結束很久才出現。

有些讓人敬重的美國科學家，例如圖藍（Toolan）和莫非-斯圖姆（Murphy-Sturm），他們以動物說明密集的放射治療會損害身體柔軟的結締組織——也就是間葉細胞，讓身體的自然抵抗力大受摧殘。所以，免疫療法或其他用來活化人體自然抵抗力的療法，對那些受過密集放射治療的病人來說其實沒什麼作用。病人可能需要花上數個月的時間，才能克服放射線帶來的後遺症，這種漫長的等待可能會帶來不良的後果，因為對於治療癌症來說，時間是一個很關鍵的因素。

面對那些病重得無法開刀的病人，放射治療已經在疾病的管理、甚至是治療上占有一席之地。然而，過去十年來已經證實，就算是最先進的「光束」也不一定能抑制續發性腫瘤的生長。我們對於放射治療能抑制一切癌症生長的期盼，到現在仍未實現。

在1970年代，以快中子治療癌症的方法，讓人對於放射治療學寄予了更多希望，人們想說，也許快中子能做得更多、更好。快中子和X光與伽瑪射線之所以不同，在於身體組織或腫瘤細胞裡的氧氣量多寡比較不會影響它的治療效果。但是，一直到1980年代以後，人們才在臨床上實現快中子的治療效果；甚至從那時候開始，放射治療師會仰賴它摧毀癌細胞，自此，快中子放射和手術一同成為支持局部理論者的最佳武器。

癌症化療

當手術和放射治療都失敗時，人們就會把化療當成一種細胞抑制或化療的藥劑，藉此治療──或至少抑制癌症蔓延。然而，除了極少數的腫瘤之外，只靠藥物治療癌症並不能治好疾病；就絕大多數的癌症來說，面對那些不能開刀、無法治癒又不斷擴散的癌症，化療照樣無用武之地。

同樣的，我們目前所使用的藥物並無法殺光癌細胞，但副作用卻一樣非常嚴重，因此，藥的劑量必須受到嚴格的控制，而這正是支持藥物治療的倫敦皇家馬司登醫院顧問醫生約翰・馬蒂亞斯（John Q. Matthias）一直擔憂的部分，可惜的是，很少有腫瘤學家會他考量他思考的點。

其實，化學療法本身並不是什麼新玩意兒，在過去數個世紀裡，醫生早就用了各種對人體無害但對體內染病的有機體（如細胞、組織）有害的化學物品來治療疾病，藉此摧毀或是抑制寄生蟲的滋生。人們藉由使用天然的化學藥劑──包括金雞納樹皮或吐根（藥草名，

為一種天然的催吐劑），成功解決了來自然汙染源的瘧疾、阿米巴痢疾和許多傳染病。

在過去幾十年裡，由於盤尼西林和其他抗生素的出現，化療於是成為一門精密科學，並且在許多治療領域裡大有斬獲。

化療既是藥也是毒

但是，儘管是像馬蒂亞斯那樣有名望的人，都出面表達過我們必須審慎對待化療，人們還是樂於尋找合適的抗癌症藥劑，透過化學物質抑制癌細胞生長和分裂的方式來得到一些短期的治療效果。

人們利用有絲分裂毒來抑制細胞分裂。有絲分裂毒包括吖啶黃（Trypaflavine）、可樂喜（Colchicine）、敏畢瘤凍晶（Vinblastine）和鬼臼脂（Podophyllin），這些都能有效對抗有絲分裂（指細胞核以及周遭細胞質的分裂過程）。其他的藥劑，包括聚氨酯和氮芥的衍生物（即一般熟知的愛得星），則會影響沒有在分裂的靜止細胞核（resting nucleus）。

這些藥劑會影響靜止的細胞核，並且抑制細胞分裂前後的靜止階段，這就是所謂的「間期毒素（interphase toxin）」。抗代謝物是一組會影響核苷酸形成，並阻礙核酸合成的物質，而核酸是額外的核醣核酸（RNA）或去氧核醣核酸（DNA），作用是確保細胞能夠分裂。這些藥劑包括嘌呤類似物如補利血素（Puri-nethol），以及葉酸類

> **化療的危機**
>
> 從許多案例來看，接受化療後，健康細胞受到破壞的程度比癌細胞更多，而免疫反應也可能會因此受到抑制，並嚴重影響身體的自然抵抗力。

似物如氨蝶呤（Aminopterin）。還有很多抗生素被用來治療癌症，尤其是放射菌素（actinomycin）。

當人們單獨或合併使用這些細胞抑制劑時，會讓腫瘤細胞無法在血液和淋巴裡自由竄流，藉此阻止復發或續發性腫瘤出現。當病人接受過手術或放射治療後，醫生會把這些藥劑用來當做後續的治療，這樣腫瘤轉移的風險往往就會降低，多年後甚至可能抑制腫瘤的發展，並且縮小它們的體積。此外，抑制細胞生長的療程還提升了治療全身性疾病的效果，尤其是發生在孩童身上的霍杰金氏病以及急性和慢性血癌。

不幸的是，這些藥物不會區分細胞的好壞，所以對正常細胞與癌細胞的生長全面通殺。所有快速生長的組織——尤其是黏膜和毛囊，都會因此受到嚴重的化療傷害。

從許多案例來看，健康細胞受到破壞的程度甚至比癌細胞更多，因此，這些用來抑制細胞生長的藥劑不能常用。儘管如此，如果面對的是短期內迅速生長的腫瘤，只要謹慎抓好劑量，化療仍是一種非常有價值的治療方法。

可是，就我們現有的藥物知識來說，長期使用抑制細胞生長的方法還是會出問題，因為**免疫反應可能會因此受到抑制，嚴重影響身體的自然抵抗力**。另一個亟需克服的問題是，使用這種方法一段時間後，生病的細胞就不會再對這種藥物起什麼反應了。

間隔療法可減低化療對免疫機制的傷害

此療法指的是醫生以二至三個禮拜的間隔，讓病人接受一次或兩

Chapter 3

次的高劑量治療。比起每天給少少的劑量，我們已經證實這種方法是比較有效的。

有一個相關的例子是使用環磷醯胺愛得星，環磷醯胺愛得星在化療藥物裡算是很特別的一種，因為我們比較能夠預測它的副作用，而幾乎在所有的案例中，它的副作用都是可逆的，只是它們的共通點是有激烈的副作用，例如可能出現禿頭、出血膀胱炎、噁心和嘔吐、腹瀉、精神壓力、陽萎和皮膚炎。比起一般的用藥方式，若以較長的間隔來服藥的話，就不會像少量定期服藥那樣出現損害身體免疫機制的情況。

在許多案例裡，間隔療法會抑制腫瘤的生長，甚至讓腫瘤暫時性萎縮。雖說過了幾個禮拜後腫瘤又會重新生長，但間隔療法的確能替人們爭取到時間，尤其是當我們面對的是快速生長、無法治癒的癌症時。而且我們會看到，在這段時間裡，免疫療法也許能扮演關鍵性的角色。

人們一直在苦尋完全有效的抗癌藥物，卻因為上述問題而變得更雪上加霜。世界衛生組織的一個專家委員會曾在一份報告裡探討問題的答案，他們認為，用化療來治療腫瘤已面臨重大的挑戰，因為它一方面必須摧毀許多不同的腫瘤細胞，另一方面又得避免對正常組織造成無法挽回的傷害，畢竟，正常組織和腫瘤組織基本上只不過是性質不同而已。

在這種情況下，成功發現一些能辨識出部分腫瘤的複方藥物，並且讓動物和人類的腫瘤或多或少地萎縮，還是一件居功厥偉的事。

這些研究是1962年做的，但過了十年之後，人們對於把化療當成終極武器來根除癌症的效果如何，仍然充滿了不確定性。

賀爾蒙療法

避孕藥的問世幾乎讓所有人都意識到賀爾蒙對人體的影響。避孕藥的作用是干擾卵巢，而卵巢是製造卵子的賀爾蒙腺體。避孕藥結合了天然或人造賀爾蒙，藉此避免受精。

賀爾蒙共約有四十種，於特定的組織裡合成，例如卵巢、睪丸、腎上腺、胰腺和腦垂體等，為身體傳遞化學訊號。在避孕藥還沒廣受歡迎之前，賀爾蒙曾經被用來治療某些疾病，如乳癌或攝護腺癌，男性賀爾蒙經常用在女性病患身上，而女性賀爾蒙則用於男性病患。

如果劑量給得太多會造成「賀爾蒙去勢」的現象，因為間腦垂體系統和性腺所製造的男性或女性賀爾蒙，以及這些賀爾蒙所產生的生物反應會受到壓抑，同時抑制依賴這些賀爾蒙而成長的疾病。異性的賀爾蒙會選擇性地抑制腫瘤蔓延，而且不會影響正常細胞的生長——例如製造正常的血球。其他抑制細胞生長的藥劑則會影響正常細胞。

賀爾蒙必須服用數年不能中斷，但是在許多案例中，賀爾蒙也會在漫長的時間裡逐漸失去它們抑制腫瘤轉移的能力。

此外，還有另一個非常棘手的問題是，長時間高劑量使用賀爾蒙療法會導致性格問題，男人會變得女性化，而女性則會變得男性化。這種情況常常會衝擊到病人的心理，其嚴重性幾乎和癌症所造成的生理痛苦相當。

化療和賀爾蒙療法兩者都不可能取代真正能根除癌症病因的全身性醫療。我們應該把這兩種方法看成是一種輔助，而且就算只是輔助，仍應嚴格限制它們的使用範圍，只能把它們用在連生物性方法也束手無策的個案上。

酵素療法

　　酵素療法是另一種治療腫瘤的方法。此方法依據的理論是，異蛋白會被「消化」進血液和組織裡，正如我們從肉類或起司裡攝取的蛋白質會被消化進胃裡一樣。

　　每一種異蛋白進入人體時，身體會製造出一種特殊的酵素，專門用來消化這個外來的蛋白質。此外，任何細胞如果製造出有害身體的酵素，身體也有能力剷除掉這些細胞；在健康的身體裡，一旦癌細胞可能在全身蔓延開來，吞噬癌細胞的酵素隨時都能夠動員起來。

　　觀察顯示，因為發炎或癌症而使細胞產生病理性的改變，也會被非特異的、「正常」胰臟與胃酵素所消化，如果細胞完全健康，它們甚至能夠抵抗來自高濃縮酵素的攻擊。然而，酵素之所以能夠打擊癌細胞，是因為癌細胞的細胞膜比正常細胞的細胞膜要來得虛弱很多，在細胞分裂時，細胞膜上的小孔會放大到足以讓消化酵素的蛋白質分子直接進入癌細胞的程度，並且毀滅癌細胞。

　　血液之所以有防禦能力，是因為持續有數量足夠的特定酵素和非特定的蛋白質消化酵素出現的關係，這樣看起來，血液的防禦強度和血液中蛋白酶的數量是成正比的。

　　根據動物實驗的結果顯示，我們可以用酵素治療來摧毀癌細胞。就病人來說，酵素會攻擊體內恣意亂竄的癌細胞，然後毀滅癌細胞。酵素也會消化可能在血管壁上形成的纖維蛋白凝塊，大家都知道，這

酵素療法摧毀癌細胞的原理

　　酵素會消化可能在血管壁上形成的纖維蛋白凝塊，這種凝塊能夠讓癌細胞更容易進入健康的組織裡。

　　因此，酵素能夠摧毀亂竄的癌細胞並清空血管，藉此來抑制續發性腫瘤的生長。

種凝塊能夠讓癌細胞更容易進入健康的組織裡。因此，酵素能夠摧毀體內亂竄的癌細胞並清空血管，藉此抑制續發性腫瘤的生長。

此外，酵素也可以用來攻擊腫瘤組織，至於劑量要用多少，取決於腫瘤的敏感度、大小、生長速度、血液的供應量與其他因素；酵素還能夠抑制腫瘤的有害物質，而這些在血液裡竄流的有害物質則來自中毒的身體。正常使用的酵素劑量是無毒的，就算我們用的劑量很高仍舊沒有毒性。

當人們在1973年寫下這些話時，許多外科醫生、放射治療師和化療師都認為，儘管他們擁有豐富的資源——如豐富的知識、一流的設備、靈丹妙藥、技巧和熱忱等，但他們還是常常沒把力氣用對地方，因此，有太多太多的孩子無法享受基本的壽命長度，還有許許多多的成人經歷了長時間的痛苦和不堪。

傳統療法只有20％的痊癒機會

直到今天，傳統的觀念還是認為，除非是像血癌或其他一些必須以化療來處理的疾病，否則開刀仍然是人們用來痛擊癌症的首要方法。但是，**手術就是把某些東西拿掉，它在本質上就是要切掉身體的一部分**，而這是人類最害怕的一種治療方式。第二個用來攻擊癌症的方法是放射治療，但那些用來製造出「光束」的機器無法像外科醫生的手術刀那樣可以精準操作，它還是可能對健康的組織造成傷害。至於化療，它的副作用還是太大了。賀爾蒙和酵素治療的前途則尚未明朗，它們現在頂多是外科醫生和放射治療師的輔助方法。

儘管如此，局部觀點依然主導了我們今天的癌症治療。就手術來

說,它橫行了有一百年之久,放射學則是七十年,化療則有三十年。當人類經過了一個世紀不斷努力的研究,耗費了無數聰明才智和資源之後,我們還是要問一個最關鍵的問題:我們究竟得到了什麼?

我們必須面對一個嚴肅的事實:繼續用上述方式治療的話,只有20%的癌症病人能真正地痊癒。

局部觀點下的低治癒率

在每100個癌症病例中,其中就有60個病例是當我們診斷出他們得了癌症時,就已病入膏肓,無論是採用手術或放射治療,都已經無法救治他們了。這些病人在診斷結果出爐後,被當成已經無藥可救然後放棄,最後也就真的沒得救了,他們變成「在原發性階段就已經無藥可醫的人」。

而每100個癌症案例中,有40個案例是可以靠手術和放射治療成功治療。但是,根據所有的統計資料來看,有一半的病人**被醫治的只不過是症狀,不久之後他們又會局部復發或出現續發性腫瘤**。就像那些在原發性階段就已經無藥可醫的人一樣,醫生認為他們的病情已經重到無法再接受手術或放射治療,也因此被宣告已經無藥可醫,然後被獨自丟下,去面對毫無希望的命運。於是,他們又變成「在續發性階段便無藥可醫的人」。

照這樣算下來,每100個病人之中,大約只剩下20個人可以把希望寄託在傳統治療上。這種狀況已經

> **早期篩檢對治療率的提升有限**
>
> 早期篩檢並不是提高癌症治癒率的靈丹。自從1940年開始,我們已經在使用各種早期診斷的技術了,但是治癒率的提升卻很有限。

持續很多年了,換言之,有一大群癌症病人無法期待上述以局部觀點為基礎的方法,能在現在或未來協助他們戰勝病魔。

雖然我們已經用了最大的力氣研究,而且花了幾乎沒有上限的預算,但癌症的問題始終沒有獲得解決。這種狀況已經清楚地讓每一個人知道——包括研究人員、臨床醫師和病人,過去我們用了一個世紀的方法,根本就是有問題的。

醫學期刊三不五時就會報導說,如果能夠早期診斷出癌症的話,有55%的癌症是可以被治癒的。這些報告總是振臂疾呼,期盼醫界能提升早期診斷的技術,但是,在經過三十年的實務經驗之後,擺在我們眼前的事實已經再清楚、再讓人傷感不過了:早期篩檢並不是提高癌症治癒率的靈丹。自從1940年開始,我們已經在使用各種早期診斷的技術了,然而,癌症治癒率的提升卻始終很有限。

即便如此,我還是相信,有55%或更高的癌症病患是可以治好的。但就我來看,若想要取得這種大幅度的進展,我們非得根本地改變基本立場——也就是放棄局部觀點並接受全身療法的見解。

Chapter 4
人體功能先異常，才會得癌症
癌症的出現不能歸咎單一因素

- 只是治療疾病的症狀而不處理病因，在本質上就是有害的。
- 癌症不是一種局部性疾病，而是一種特定的全身性、慢性退化疾病。在惡性贅生物能夠生長前，身體功能勢必早已經產生異常了。
- 想要達到最佳的癌症治療法，我們不能只是把焦點放在攻擊局部性的腫瘤，還要恢復整個新陳代謝的功能，同時強化身體的自然防禦系統。
- 癌症從一開始就是一種全身性疾病，且無論癌細胞是如何產生，除非身體本身已經醞釀出發病的條件，否則惡性腫瘤是不會出現的。
- 如果每個轉變成惡性細胞的原生細胞確實會發展出腫瘤，那麼我們每一個人都可能會罹患癌症，但實際上，並非每個人都會有癌症，因此可以確定身體天生就有能力保護自己，去抵擋並摧毀惡性細胞的威脅。
- 每個人在剛出生時身上就背負著來自祖先的負擔；暴露在現代文明的衝擊下，人們的慢性病有愈來愈多的傾向──換言之，癌症的發病年齡降低了。
- 頭部病灶、腸道菌叢、不當飲食、精神壓力、環境因子都可能導致癌症，癌症的出現不能歸咎於單一因素，而是有許多因素造成這個結果。
- 肝臟細胞若長期缺乏維他命，將無法有效對抗每一天來自環境毒素的攻擊。相反的，它只能自己承受來自這些毒素的傷害，如果身體的解毒系統無法跟上毒素入侵的速度，毒素就會進入身體。
- 腎臟有很重要的排毒功能，排毒功能如果受損的話，身體會試著和那些頑強的毒素共存，而當囤積了太多毒素，超過身體的解毒能力時，毒素就會進入血液和組織裡。

如果我們只是治療疾病的症狀而不處理病因，那麼無論把這種方法應用在土壤、植物、動物、人類或醫藥裡，它在本質上就是有害的。歷史上有數不清的例子顯示，有很多老實人太容易受到新思想、新理論與臨床上使用的新技術與化學方法所左右，而這種情況在癌症的領域是最嚴重的。在癌症治療裡，那些已經高度組織化又缺乏彈性的治療方法，已經無法為病人提供有遠見的長期照顧，而是成了一種偏見。

全身療法的基礎觀點

如今，有些醫生由於自己所受的訓練和根深蒂固的觀念使然，堅信絕大多數的時候癌症是無藥可救的，任何偏離主流醫療常規的作為都註定失敗。他們拒絕承認或接受一個根本的觀念：**健康的身體能讓身上數以好幾十億計的細胞適當地運作，而身體強健的宿主則能抑制任何不正常的疾病蔓延**。成功治療癌症的前提是讓身體回復到正常的生理機能，同時攻擊局部性的腫瘤。這就是全身療法的目標。

在此，我們有必要重申以全身療法為基礎的觀點，因為這些觀點是理解全身療法的關鍵。

一、癌症不是一種局部性的疾病，而是一種特定的全身性、慢性的退化疾病。在惡性贅生物能夠生長之前，身體的功能勢必已產生異常了。

> **全身療法的目標**
>
> 強健的身體能夠讓數十億細胞適當地運作，可以抑制任何不正常的疾病蔓延——想要成功治療癌症，前提是必須讓身體回復到正常的生理機能，並且同時攻擊局部性的腫瘤——這就是全身療法的目標。

二、當身體對癌症的抵抗力崩解時，癌症就會出現。每個人體內的細胞都有可能變成癌細胞，這些細胞在生命繁衍的過程中扮演重要的角色。就算這些細胞運作異常，身體的自然防禦力還是能夠對抗它們，只有當防禦能力瓦解時，疾病才會開始蔓延。

三、就生物學而言，癌細胞和正常細胞均會在代謝過程中互相接觸並且交換訊息。因此，我們從這裡衍生出另一個更重要的觀點：腫瘤只不過是全身性疾病的症狀，而且這些症狀的程度不一，同時也是一種因其他增殖代謝狀態而產生的暫時性過程。我們絕對不該把腫瘤看成是一種特殊的局部性疾病，而是應該把它看成是全身性疾病的末期症狀。簡而言之，想要達到最佳的癌症治療法，我們不能只是攻擊局部性的腫瘤，還要**恢復整個新陳代謝的功能，同時強化身體的自然防禦系統**。

真正認識癌症

在我深入探討結合局部和整體治療之前，我們必須先對癌症有基本的了解。

癌症理論的百家爭鳴

首先，我們要談癌細胞的起源。癌細胞和正常細胞其實系出同源，但是當惡性度增加時，腫瘤細胞就會有變得「原始」的傾向（指癌細胞的分化程度降低），而且彼此會愈來愈相似。英國病理學家萊脫（L. G. Laijtha）曾經在1970年經觀察證實，在癌化的過程中，許多細胞都會

發生變化,並且喪失它們原本的性質。不過,這些觀察本身並不能解釋為什麼細胞會產生變化,關於這一點,人們有過一長串的討論,而且最早能追溯到十九世紀。

許多早期的理論甚少著眼於討論腫瘤為什麼會在身體裡蔓延,因為這個問題無法用精確的科學來回答,因此,人們的研究內容探討的多半是腫瘤本身與誘發機轉。

菲爾紹激發了人們對於這些問題的研究,而他的「刺激論」在1863年獲得人們廣泛的認同。這個理論說,愈容易受到機械或化學刺激影響的器官,就愈有可能罹患惡性腫瘤。但是,這個理論仍舊沒有回答關鍵的問題:刺激的因子為什麼、又是如何把正常的細胞轉變為癌細胞?

在1875年,德國病理學家柯恩海姆(Cohnheim)在他提出的胚胎殘留物理論裡認為,停止生長的胚胎可能在任何時候因為受到外在刺激而重新恢復作用,製造出良性或惡性腫瘤。

其他理論也有支持者。其中,德國生理學家奧圖・瓦柏格(Otto Warburg)的呼吸理論還為他贏得第二座諾貝爾獎。瓦柏格主張,如果呼吸酶的粒線體受損,細胞將因此無法製造氧氣。一年過後,瓦柏格的研究引發人們廣泛的興趣,三位法國生物學家雅各(Jacob)、勞夫(Lwoff)與莫諾德(Monod)的研究顯示,分子處理過程會導致突變,他們在1965年也因為呼吸理論,而獲得諾貝爾醫學獎。

同時,英國外科醫生亞當斯(J. Adams)的著作則促使人們往病原體的方向繼續研究。他在1801年說,他曾經在剛開完刀的乳癌細胞裡看過「像寄生蟲一樣的蟲」。從此以後,數以百計的科學家開始以尋找引發癌症的特定病原體為一生的努力目標。在實驗個案裡,只有透

過注射完整的癌細胞,才能讓癌症成功的轉移;單純注射由寄生於癌細胞而培養出的細菌,並不會致癌。

因此,看來細菌類的病原體並不會引發癌症。後來,人們假設比細菌更小的病毒才是引發癌症的罪魁禍首,美國研究家裴頓‧勞斯(Peyton Rous)曾於1910年提出這方面的證據,他說自己曾經在實驗裡,將無菌析濾後的雞肉瘤細胞種植在正常細胞上而引發腫瘤。後來在1930年代,肖普(Shope)和畢特那(Bittner)成功透過濾過性病毒而將腫瘤在哺乳動物間轉移。

後來在1957年,獲得諾貝爾獎的生物學家史丹利(W. M. Stanley)繼續敦促了這方面的研究。他表示,無論是動物或人類身上的癌症,都是來自單一病毒引發的生物機制,而且每一個正常的細胞都有這種機制。

從此,認為癌症是由微生物所導致的觀念廣為世人所接受,而且許多研究人員還在研究室裡致力於分離出各種致癌的品種。其中,維也納病理學家與微生物學家法蘭茲‧格拉赫(Franz Gerlach)做了一個有趣的研究。他說,我們可能在每一個惡性腫瘤或癌細胞裡,發現一種被稱為黴漿菌的微生物,這種微生物對於把正常細胞轉變成惡性細胞,扮演著相當重要的角色。

此外,還有很多其他理論存在,而它們之間都有一個共通觀點:癌症從一開始就是一種全身性疾病,而且無論癌細胞是怎麼產生的,除非身體本身已醞釀出發病的條件,否則惡性腫瘤是不會出現的。

關於惡性腫瘤

癌症從一開始就是一種「全身性疾病」,而且無論癌細胞是怎麼產生的,除非身體本身已醞釀出發病的條件,否則惡性腫瘤是不會出現的。

癌症是全身性的慢性疾病

就連對癌症進行病因研究的科學文獻都只能證實,我們必須把癌症看成是一種全身性的慢性疾病。這裡有兩個例子足以說明這一點。1951年,德國研究家德魯克賴(H. Druckrey)提出一個假設:由於**人體的自然抵抗力能摧毀在體內不斷生長的癌細胞**,因此當身體的自然抵抗力衰退或喪失時,癌症就可能生長與擴散。

德魯克賴主張說,人體的自然抵抗力之所以會發生對癌細胞無用武之地的情況,是因為很久以前身體就開始累積有毒物質與傷害。這些有毒物質導致複雜的慢性新陳代謝失調,並且為我所謂的「腫瘤環境」提供發展的條件。在1962年,英國衛生部前癌症顧問大衛・史密瑟斯爵士(Sir David Smithers)認為,癌症是一種組織性的疾病,而不是細胞的疾病,研究癌症屬於器官組織的科學,不能單純由細胞學來涵蓋。

從這些理論來看,加上我自己密集的診療經驗,我們確實可以視癌症為一種系統性的疾病。

誠如德魯克賴所說的,我們有充分的理由相信癌細胞可能在任何時候出現在身體裡,而且它們對身體造成的風險會隨著年紀的增加而穩定增長。同理,如果每個轉變成惡性細胞的原生細胞確實會發展出腫瘤,那麼每一個人都可能會罹患癌症。但實際上,並不是每個人都會有癌症,我們因此可以確定:身體天生就有能力保護自己——身體有自己的辦法去抵擋並摧毀惡性細胞的威脅。

但是,身體可能會來到某個臨界點,這時體內的防禦系統再也應付不過來,因為它已經被各種不同的因素所戕害。於是,身體無法打

擊癌細胞或遏止它們繁殖，就在這個時候，癌細胞的宿主會開始產生惡性腫瘤，腫瘤則繼續生長成癌症。在最後的階段裡，所有的關鍵因素都到齊了：一方面，身體的自然抵抗力下降，另一方面，適合腫瘤滋生的環境——腫瘤環境——於焉成形。一旦這兩方面同時出現，往往就會對人體造成致命的影響，因此如果用傳統的方式來治療癌症，成功抗癌的機會幾乎很渺茫。

想要成功治療癌症，最合理的方法是探索潛藏在疾病下的早期發病因子，因為這些因子才是最終導致腫瘤的罪魁禍首。

不過，要辨識出早期階段並不是一件容易的事。早期階段通常很隱晦，它在臨床上的症狀並不明顯，而且變化多端，但是，癌症的後續進程與發展卻是以此為依據。

癌症的發病機理

在1953年，我歸納出自己對癌症的發病機理的看法。我認為，癌症是一種非常特定的慢性全身疾病，並且把這種牽涉整個身體的疾病分成彼此相關的五個階段。這五個階段雖然互有重疊，但大致上來說還是有一個連貫性。這五個階段分別是：

一、發病原因，導致⋯⋯
二、衍生性傷害，導致⋯⋯
三、腫瘤環境以及衰退的抵抗力，
　　導致⋯⋯

> **身體有能力對抗癌細胞**
>
> 我們的身體天生就有足夠的能力保護自己，不過，一旦身體來到了某個臨界點，而體內的防禦系統再也應付不過來的時候，便沒有辦法打擊癌細胞或是遏止腫瘤繁殖——癌細胞於是生長成惡性腫瘤。

四、腫瘤得以成形以及形成腫瘤，導致⋯⋯

五、腫瘤的症狀。

在第一到第四階段，全身性的慢性疾病開始發展。因此當我說到癌症，我是指這條因果鏈上的所有階段，而不是單單指最後的症狀階段——腫瘤。我用一個簡單的表格說明這五個階段。（見下頁圖表）

先天和後天的內生與外生因素（第一階段），會透過突變、毒素、神經等方式，或是藉由間質在細胞間的傳遞所產生的增敏作用，而在細胞裡、在調控機轉裡（神經和賀爾蒙系統），以及在解毒、排泄與防禦系統裡產生衍生性的傷害（第二階段）。

這種情況對於排泄系統渠化的影響，尤其可能會導致複雜的代謝干擾，使人體的自然抵抗力降低，並且產生一種不平衡的狀態，因此慢慢導致腫瘤環境的產生（第三階段）。

以上述原生性癌症前期的狀況為基礎，衍生性癌症前期的狀態可能會在人體抵抗力最差時發生。並且，當人體的防禦能力降得更低時，致癌的情況可能會導致惡性贅生物的產生（第四與第五階段）。

未出生前的先天因素

在第一階段裡，首先要看的是先天因素。從受精那一刻起直到死亡，人類的身體一直暴露在各式各樣的刺激中。有些刺激是好的，有些則是有害的。舉例來說，沙利竇邁事件（德國藥廠格蘭泰在1950年代生產的藥品「沙利竇邁」，曾造成許多新生兒先天四肢殘缺）就突顯先天刺激對人體帶來的嚴重後果。任何可能對孕婦造成傷害的東西，例如環境汙染、

Chapter 4

癌症病理假設

(一) 病因
- 先天因子
- 後天因子
- 作用模式：感染、毒素、過敏、神經

(二) 衍生性傷害
- 羅斯勒
- 細胞、自主神經系統、賀爾蒙系統、腸道、肝臟、排泄系統、骨髓、淋巴結、脾臟、胸腺、其他上皮組織系統
- 傳遞－間質
- 濃化干擾

(三) 腫瘤環境抵抗力衰弱
- 精神或肉體誘發因素
- 附合性代謝紊亂
- 喪失自然抵抗力

(四) 腫瘤形成
- 癌前 → T

(五) 腫瘤症狀
- 局部：痙攣、出血、狹窄、穿孔、其他、痛、其他
- 全身：發燒、重複中毒、體重減輕、惡病質、其他

整體主義對癌症疾病的看法
局部主義對癌症疾病的看法
癌症 = 癌症疾病 + 腫瘤生長

後天因子病灶：牙齒、扁桃腺、神經叢紊亂、腸道菌叢異常、飲食不當、化學因子影響、基因不平衡……

82

藥物、尼古丁、不當飲食、精神壓力、酒精以及其他刺激物，都會影響胎兒。孩子甚至可能比母親更容易受到化學藥劑與感染病的嚴重傷害，例如德國麻疹和其他由病毒引起的疾病，或是輻射的影響。

此外，**這些有害的環境因子波及的人數，不會只有一個世代的人而已**，我們有充分的證據顯示，這些傷害可以一代接著一代傳下去。在這種情況下，新生兒的基因裡已經烙印了這些傷害，他們一出世就背負著前人承受的一切禍害。下一代的健康之所以惡化，並且罹患愈來愈多的慢性病，確實可以歸咎於這些負面的遺產，我們可以從新生兒的體質愈來愈差的趨勢中看出這一點。孩子們的父母、祖父母因為自己或上一代的關係，而暴露在現代生活型態的危險之中。

「體質」這個詞是用來描述一個人透過遺傳或環境，所造成的性情與個人特質。遺傳和外在環境會影響一個人的體格、健康、反應、適應力、恢復力，當然還包括他對疾病的易感受性。

一個人若遺傳到容易受疾病影響的體質，意味著他整個身體都會面臨危險，但通常都只會有一個特定的器官受到折磨。這個器官是一個脆弱的點，是「抵抗力最差的地方」，慢性刺激一開始會在這裡得到最大的發展，而此處也是像癌症這種慢性疾病開始出現的地方。在此，遺傳特性也會在疾病裡占有關鍵的部分，我發現這些關鍵點（局部傾向）可以回溯至家庭的前幾代，例如，如果祖父的胃不好，他的兒子就可能會有胃潰瘍，孫子則可能有胃癌。

上述這些觀察說明了所有慢性病都有其根深蒂固的起因，因此，只是治療疾病的症狀卻忽略先天的遺傳是不可能讓人痊癒的。因為，來自上一代的遺傳性毒物會殘留在人體的每一個細胞裡，這種現象稱為**遺傳致敏性**。

Chapter 4

遺傳性毒物

　　卡爾‧史班格勒（Carl Spengler）是助理醫療主任，也是德國細菌學家與結核病專家羅伯‧科霍（Robert Koch）的學生。他把扮演關鍵因素的遺傳性毒物殘留，界定成是「潛藏的」結核病與「潛藏的」梅毒。他從豐富的臨床經驗得到一個結論：無論是活化或潛伏期後殘留的結核菌，都能重新感染細胞，而這就是他所謂潛藏的意義。這些毒常會導致慢性病，並且為癌症的發展鋪路。史班格勒主張，**光治療症狀是沒有用的，還必須深入病因才行。**

　　從史班格勒的研究來看，他說結核病的病原體有四種，其中有兩種會使人類致病。

　　在有機體裡，遺傳性結核病的特定異蛋白與結核蛋白，會產生一種致敏作用，並可能引發許多不同的症狀和症候，於是形成了「潛藏的」結核病的綜合症狀。

　　根據史班格勒的說法，所有人生來都會遺傳到程度不一的結核病殘留，這正是永久的慢性疾病之所以會形成的原因，也是我們一直都要考慮和處理的部分。隨著時間過去，身體的致敏作用會透過這種遺傳性的毒，導致器官與組織產生緩慢又難以察覺的功能失調。這種有害的影響會持續一輩子，也是形成慢性病的其中一個重要因素。

　　史班格勒還表示，所有我們已知的病原體都有多型循環的現象，它們會從小得和病毒一樣的原生階段，轉變為細菌或真菌階段。我們

> **致病體質的遺傳**
>
> 　　有害的環境因子所造成的傷害會一代接著一代地傳下去，烙印在新生兒的基因裡，使得下一代健康惡化，並且罹患愈來愈多的慢性病。

也可能在人體細胞裡發現導致梅毒的生物,它們細微得和病毒一樣,甚至還能從一輩子不曾梅毒病發的人身上發現。

在十六世紀,無所不在的遺傳性梅毒可是一件值得紀念的大事。在當時,人們把梅毒從美洲帶到歐洲,然後此病就像燎原野火般蔓延開來。那些沒有發病身亡的人身上都帶有「毒性殘留」,然後一代接著一代把毒性傳下去,並且因為反覆感染而賦予病毒新的致病力。

今天,這種「潛藏的梅毒」的存在,雖然已經沒有人們想的那麼普遍了,但它似乎是造成疾病增加與致病率上升的主因。我們都知道,**梅毒病原體和神經、骨骼系統以及皮膚有著密切關係**,所以這些系統對潛藏梅毒的蛋白質毒素更加敏感。

認為應該把身體看成是一個整體的醫生,可能會接受這樣的觀點:這種有毒的狀態,可能會導致或強化身體以增殖的方式回應有毒的刺激;相對的,我們在癌症病人身上,則發現他們多以發炎的方式回應刺激。

合格的順勢療法與自然療法醫生都接受過觀察體質的訓練,他們在治病時一定會把遺傳的毒性考量進去,尤其會把結核病和梅毒視為癌症的先驅。

還有第三種疾病:體內寄生。體內寄生的生物,指的是和健康的宿主一起共生的微生物,在某些情況下,這些生物會變成病原體,成為發生慢性疾病的重要因素,包括癌症。

潛藏的結核病、梅毒和寄生在體內的微生物,成為慢性疾病得以發展的基礎,我們也可以把它們看成是造成癌症的間接因素。這些因素為發病的近因提供滋生的土壤,使人們後來感染的毒發展成特定器官的慢性疾病。

Chapter 4

半自養狀態

我們下一個要考慮的先天因素,是科拉思(Kollath)所說的「半自養」(mesotrophy)。半自養指的是家族有好幾代營養不良,使子孫的健康以人們幾乎無法察覺的速度受創。我所謂的營養不良,指的是攝取的卡路里雖然大體上是夠的,但是維生素和礦物質卻十分缺乏。關於這一點,我會在第九章討論更多。

總結來說,四個先天因素,也就是**體質、傾向(器官天生孱弱)、遺傳的毒性殘留(遺傳性致敏)以及半自養**,說明了每一個人從祖先那裡遺傳到的患病潛能。就像我先前所說的,每個人在剛出生時,身上就背負著來自祖先的負擔,而目前健康的新生兒實際上有哪些負擔在身上,我們還不是很清楚。

> **所謂的半自養狀態**
> 「半自養」指的是家族有好幾代都營養不良,使子孫的健康以人們幾乎無法察覺的速度受創。至於所謂的「營養不良」,指的是攝取的卡路里雖然大體上是夠的,但是維生素和礦物質卻十分缺乏。

統計顯示,這些負擔會一代又一代地增加。此外,由於暴露在現代文明的外在衝擊下,人們的慢性病有愈來愈多的傾向,這是唯一能夠說明為什麼癌症會大量增加,以及有愈來愈多孩童受到戕害的原因,換言之,癌症的發病年齡降低了。

後天因素

在人的一生中,後天因素會被加進既有的先天因素,它們一起成為明顯而立即導致癌症的因素。

現在，我們來看看導致癌症的內在後天因素：

一、頭部的病灶，如牙齒、扁桃腺、鼻竇等

過去四十年來，人們認為發生在牙齒和扁桃腺的慢性疾病，可能會損傷人體。那些疾病會傷害身體的自然防禦力，對癌症與其他慢性疾病來說都很重要。我們將在第七章仔細討論這部分。

二、干擾場

身體遠端的病灶，可能會透過毒性、過敏或神經機制而產生影響力。刺激的中心點會透過神經線路導致遠端出現病症，這就是所謂的干擾場。慢性疾病有一部分是受到病灶所干擾，我們只能針對每一個病灶進行專業診斷和治療，方能去除病灶對疾病的影響。

三、不正常的腸道菌叢

人一出生沒多久，微生物便開始在所有的黏膜上生長，這些寄生的生物對人類的健康和壽命有很大的影響。**擁有健康的腸道菌叢是體質良好的訊號**，一個人在發病前，腸道菌叢往往已出現異狀。健康和細菌是相互依賴的，而且菌叢異常和癌症之間確實有因果關連。

而除了內在後天因素之外，還有外在的後天因素：

一、不當飲食

在所有外在因素裡，**對健康傷害最大的是現代文明不當的飲食習慣**。如前所述，不當飲食的後果也會一代接著一代傳下去。

二、環境裡的化學因素

在某些條件下,許多化學化合物會引發慢性疾病,成為導致癌症的直接因素。例如,有些人因為工作的需要必須接觸煤焦油、苯胺、砷,因而產生癌症。此外,抽菸導致的癌症也算在此內。

我們每天透過食物、水以及吸入的空氣,不由自主地接觸到外在的物質,這些物質都會對健康造成影響。這些物質包括色素、香料、食物裡的防腐劑及添加物、噴在蔬果上的殺蟲劑、一般的殺蟲劑、有毒廢氣、工業黑煙,以及許多現代的處方藥物。

這些進入身體裡的毒,必須被分解成不會起反應又能被清除的化合物。然而,隨著年齡的增長,我們的肝臟、腸子與腎臟的解毒和排毒能力不如從前,而這些有毒物質就會趁機對身體造成衍生性傷害。

所有外在的毒素都是抗酶化劑,並且可能會用兩種方式導致腫瘤相關疾病出現:首先,毒素會讓第一個癌細胞從身體的「脆弱處」出現;第二,因為外在毒素造成的衍生性傷害,之後會滋生出腫瘤環境並且抑制抵抗力。如果沒有腫瘤環境和被弱化的抵抗力,第一個癌細胞就無法繁殖,也無法產生腫瘤。

三、環境的物理性因素

物理刺激也可能導致慢性疾病,包括癌症。舉例來說,被豔陽曬傷多年的水手有時候會有皮膚癌,被灼傷或被輻射線照過的傷疤成了脆弱點,因此成為癌症的「好發部位」。

長時間暴露在X光和輻射線下,不只會導致局部區域增加罹患癌症的機率,還會對器官造成衍生性傷害,最重要的是,身體會留下一塊永遠失去抵抗力的斑痕。在經歷過了許多核能測試與人類使用核電廠

裡的高能量物質後，整個地球的表面已經被輻射外洩所汙染了。如今，致癌的微量物質也都出現在我們的飲食裡，雖然當前的輻射程度還沒有高到會有致癌的危險，但是累積的輻射線確實會加重圍繞在我們身邊無數的致癌因子。

> **體內的腫瘤環境**
> 如果體內沒有產生腫瘤環境，並且人體的自然抵抗力也沒有被弱化的話，第一個癌細胞就無法在我們的體內繁殖，也就無法產生腫瘤。

四、精神壓力

環境裡許多的因子本身也許不是病原，但它們都間接地導致重病的發生或蔓延，這也包括任何容易導致精神壓力的東西。這類情況會使人的活力衰退，慢慢瓦解人體的自然抵抗力，終致顯化成生理上的疾病。入錯行，與上司、同事或伴侶衝突頻繁等等，這些只不過是一些會導致二次傷害的常見壓力源，並且**可能會引致腫瘤環境與抵抗力衰退**。

牛頓、費里曼和拉斯穆森（Rasmussen）的研究顯示，有人關懷的動物可以活得比被遺棄或從未被撫愛的動物久得多，人類也是如此。一個壓力較少又和諧的環境，能讓人充滿活力，因為充滿壓力的環境可能會引發腫瘤。

許多研究者說，癌症病人在精神上有一種傾向，也就是這些病人習慣壓抑自己心裡的煩惱，他們會控制自己的情緒，盡量不讓感受顯露出來。他們害怕面對會有情緒糾葛的人際關係，而且，一旦他們知道事情可能會進一步觸及精神和心靈層次時，就會縮回到自我防禦的位置上。

其他研究人員則說，癌症病人通常缺乏快樂的童年。生長在缺乏溫暖的家庭的人，或年幼時缺乏母愛或父母關照的人，成年後常常無法有重要、親密的人際關係。此外，這些人無法真實地表現自己的愛，同時還要試著壓抑自己的情緒。根據基辛（Kissen）和其他人的看法，這些都可能會增加罹癌的傾向。

為了方便，上述說明有點簡化，但目的是呈現出人在出生前後許多可能間接致癌的不同原因，若了解這一點，我們就知道不能把癌症歸咎於單一因素，而是有許多因素造成這個結果。此外，我們現有的知識依然很有限，所以永遠都無法得知單一因素究竟對疾病有多少影響。這些因素透過不同機制產生程度不一的影響，許多因素還有多重的作用，甚至可能會彼此加強或誘發。

全身療法的第一步，也是最迫切的一步，就是追溯這些成因，然後徹底消滅它們，我們愈能去除這些因素，就愈有機會結束它們造成的衍生性傷害。

上述種種因素會以不同的機制來運作：突變、中毒效果、致敏與神經效果等。無論是哪一種方式，它們都有一個共通點：它們都能在細胞、器官和器官組織裡造成衍生性傷害。

癌症病因透過間質傳遞

以我自己的臨床經驗來說，當我們在治療疾病──尤其是像癌症這種慢性病時，很重要的是**應該把受損的器官看成是由許多病因所導致的症狀**罷了。

舉例來說，證據顯示殘留在身體裡多年或甚至一輩子的毒藥或毒

素，會對人體造成嚴重的傷害。兩位提倡病因療法的優秀醫生——格羅特（Grote）、羅索（Roessle），為這種傷害做了解釋。

我們已經知道，病因是透過間質傳遞才起得了作用：透過這個路線，才能對特定器官的細胞造成傷害。因此，我會先處理間質傳遞與間葉細胞的部分，然後處理器官的衍生性傷害。

細胞裡的生命，包括維生與其功能性結構所造成的活動，都仰賴某些物質的存在與能量供應。這些必需的東西，要在細胞周圍不斷地供應著。細胞除了要吸收養分，同時要排泄掉它不要的東西，因此它必須依賴自身與環境間穩定的物質交換，這即所謂的「流量平衡」。

結締組織

有三個相互獨立的系統把細胞彼此連在一起，同時把細胞結合成一個完整的身體，它們分別是神經系統、血液系統以及淋巴系統。有一段小空間把這些系統和細胞分隔開來，這就是所謂的傳遞距離，它指的是細胞往返交換的過程，以及會跨越這個小空間的傳輸系統。換言之，細胞其實是被這種鬆軟的結締組織所包圍，因此，要把發病因子透過血液傳送到器官之前，會先在柔軟的結締組織上發揮作用。

柔軟的結締組織指的是沒有規則的間質組織，它們是構成身體的要素。結締組織的結構是由一個網絡或細胞組成的網狀組織所構成，可以依功能的不同而分成以下幾類：

- **大型網狀細胞：**這種細胞會發展成單核白血球，並且變成交感神經的末端細胞（末梢突觸）。

- **小型網狀細胞：**這種細胞會變成淋巴球（免疫細胞），並且成為副交感神經的末稍細胞。
- **居間網狀細胞（bright cells）：**為神經介質細胞，產生血清素。

　　結締組織具有多項功能，它負責執行血液和薄壁細胞之間所有的代謝交換，因此又被稱為「體液的膠質河床」。由於結締組織扮演中介或傳遞的功能，因此今天通常稱之為傳遞間質，藉此和其他特定種類的間質有所區隔。

　　結締組織會維持穩定的代謝交換，因此滲透壓（電解質平衡達到最佳狀態）和酸鹼值也能達到平衡。結締組織藉由保存蛋白質、鹽分以及水分，維持體液的等滲性，它也因此被稱為體內的**先期腎臟**。例如，像身體裡來自病灶的微生物或降解產物的異蛋白，會在吞噬作用的過程中被吞食，然後在結締組織細胞裡被消化。透過血流達到「最小組織成分」的異物質與環境毒素會被擷取，並且以化學的方式鍵結在結締組織裡。來自環境的致癌毒素會被間葉基質的正電端所鍵結，透過這一點，我們很明顯的得知，結締組織也具有儲存的功能。

　　結締組織細胞和其他任何種類的細胞一樣，其功能主要取決於細胞交換訊息與呼吸系統的狀況。正因為各種病因對這些系統造成衍生性傷害，而使特定器官的間質細胞的活動受到減損。早在很久以前人們就已經知道，缺乏維他命、生命元素、氧氣以及其他重要物質，對間質細胞是很不利的。

> **結締組織的重要性**
>
> 　　結締組織能維持穩定的代謝交換，因此，滲透壓（電解質平衡達到最佳的狀態）及酸鹼值也能達到平衡。結締組織藉由保存蛋白質、鹽分及水分，來維持體液的等滲性，也因此它被稱為「先期腎臟」。

臨床經驗和實驗研究的結果顯示，間質可能會受到毒素的摧殘，我們能夠在顯微鏡底下看到，間質裡的致癌毒素以「混濁腫脹」的方式對間質細胞造成傷害。

神經系統與間質組織之間彼此依存，因此，只要其中一個系統瓦解，另一個就會受到影響，導致其他的過敏反應。

當間質組織再也無法透過循環把過多的酸、鹼與其他會影響身體的代謝物帶走，結締組織的正常功能就會受損，而血液裡的成分也會變得異常。如果儲存的物質太多，超過間質組織能夠負荷的量，那麼間質組織的功能就可能會癱瘓。

我們將在稍後看到，一旦這種情形發生，間質組織就會因為「堵塞」而帶來一些很嚴重的後果。

導致細胞產生衍生性傷害最常見的原因是：

- 病毒感染，包括遺傳性感染。
- 缺乏維他命、生物元素、氧氣與其他必要物質。
- 化學毒素入侵細胞，這些毒素可能來自口腔或扁桃腺病灶，或胃腸道等其他部位，或是食物、空氣等。
- 環境的影響可能會導致突變，或只是改變基因的電子性質，影響電子的電荷或震動的能力。

粒線體受損

許多實驗研究顯示，毒素、缺氧狀態或缺乏必要成分時，都會讓粒線體的結構與功能受到損害。

當粒線體的結構受損或瓦解時，自然會一併影響在粒線體裡面進行的生化反應——例如有氧呼吸會受到抑制。

粒線體功能一旦受損，將會導致「酵素缺損」的情況，使許多生化反應不完全或出錯，若能將粒線體受損的因素去除，粒線體就能夠復原。

粒線體的結構和功能出現障礙，會導致細胞出現下列失調：

- 細胞器內有程度不一的酵素缺損現象，尤其是在細胞的需氧組織裡，或含有DNA和RNA的細胞。
- 需氧生化功能降低或受損。
- 細胞膜電位因此發生改變，在一些極端的狀況下會產生去極化的現象（神經細胞在靜止狀態下，細胞內外會有電位差，胞內電位低於胞外電位，此狀態即為極化現象。一旦神經細胞受到刺激，便會導致胞內電位上升，即稱為去極化；神經衝動便是由此產生）。
- 細胞酸中毒。
- 細胞蛋白質發生改變。
- 細胞的器官特異性功能降低或完全喪失。
- 對神經體液刺激的反應改變。

神經和賀爾蒙

和人體生命調節有關的神經和腺體，被稱為植物性神經系統。神經的部分被稱為自主神經系統，至於腺體控制的器官，就是我們熟知的內分泌腺體或「內分泌系統」。

賀爾蒙的調節作用

自主神經系統由兩個功能相反的系統所組成：一個是用來指引能量如何使用的交感系統，另一個則負責隨時儲備能量的副交感系統。自主神經會透過賀爾蒙以及神經路徑觸及器官，而透過血液抵達細胞的賀爾蒙也可能會引發生化反應。至於神經系統的部分，中樞與周邊器官的賀爾蒙調節之間則有差異。

人的間腦有許多重要的自主神經中心，還有用來調節身體賀爾蒙的中心。間腦的神經部分就是我們所謂的丘腦和下視丘，腺體的部分則是腦下垂體以及松果體。丘腦、下視丘、腦下垂體與松果體就是俗稱的間腦垂體系統，神經和賀爾蒙的功能就是由此而來，由於兩者緊密連結，因此我們無法用任何結構或功能的角度來區分它們。腦垂體會製造用來刺激末稍內分泌腺的物質，藉此對整個身體釋出有特定功用的賀爾蒙。

促甲狀腺激素會從腦下垂體前葉刺激甲狀腺，藉此製造甲狀腺激素，這些動作都能活化粒線體，因此能夠促進細胞裡的有氧代謝。抑制甲狀腺活動會導致細胞裡的**有氧呼吸受到抑制，如此一來便會助長癌症的發展。**

副甲狀腺的上皮細胞被腦下垂體前葉的促副甲狀腺賀爾蒙刺激，製造出我們稱為副甲狀腺素或科利普賀爾蒙，它們以輔酶或其他的方式調節鈣、鎂、磷酸鹽代謝，以及所有與鈣、鎂以及磷酸鹽有關的酵素作用。

在胰臟的胰島細胞裡，胰島素是受到來自於腦下垂體前葉的促胰島素的影響而分泌，胰島素可以讓身體從食物裡攝取碳水化合物，並

且把碳水化合物以肝醣的形式儲存起來。如果胰島素分泌不足，我們從食物裡攝取的糖分就會溶在血液裡，然後必須從尿液裡排出，這種情況就是我們熟知的糖尿病。

有一些腦下垂體前葉分泌的賀爾蒙似乎會對腎上腺皮質起作用。促腎上腺皮質激素會引起腎上腺皮質釋放出像可體松這樣的葡萄糖皮質素，同時前葉的生長激素扮演了製造礦物性皮質激素的角色，例如醋酸去氧皮質酮。皮質激素對於氧化磷酸化作用來說非常重要，因此對於在粒線體內的回復能量與有氧過程也十分重要，由此可見，如果腎上腺皮質的功能執行不當，必然會使細胞代謝嚴重受損。

像卵巢和睪丸這類的生殖腺，是由腦下垂體前葉和腎上腺的促性腺激素所刺激，藉此分泌性催化劑，它們不僅對生殖器來說很重要，對整個人體也很重要。

無論是神經系統或體液系統，都無法獨自為維生過程所需的植物性神經系統提供最佳的功效，兩個系統若想發揮最好的效果，它們就必須相互合作。

霍夫（F. Hoff）把植物性神經系統描述成是一個透過回饋機制將功能循環緊密連結在一起的鏈子，就好像彼此相嵌的齒輪一樣，如果其中一個齒輪脫位了，其他所有的系統也必定會開始脫序，任何一個功能循環發生變動，會讓整個系統發生改變。另一方面，如果其中一個齒輪卡住不動了，其他齒輪也會停滯下來，在這種情況下，整個系統就無法輕易地適應任何新的環境，

賀爾蒙的重要性

賀爾蒙對維持體內環境來說是至關緊要的，舉例來說，抑制甲狀腺活動，會導致細胞裡的有氧活動受到抑制，進而助長癌症的發展；除此之外，腎上腺皮質功能的失常，也會使細胞代謝嚴重受損。

適應能力不再，只剩下僵化；以癌症病人來說，他們通常會變成副交感神經過敏僵化。

神經性營養失調

如果我們把神經系統的生物學考慮進來的話，也許就能夠知道植物性神經系統的功效和罹患疾病的傾向，兩者之間到底有哪些密切的關係。這個系統最小的功能單位，也就是神經元，是由實際的神經（或稱為神經節細胞）與以終端器官和神經節細胞連結的神經纖維所組成，它們共同構成了最小的組織單位——三室系統。

如果神經纖維的任何一點被刺激，會產生四種結果：

1. 神經纖維的末端會喪失接收和傳送刺激的能力，並且會退化。
2. 只有當神經纖維和自己的神經節細胞完全連結，它才能重新充電並且得到滋養。
3. 因此，神經纖維與起反應的器官一起枯槁。
4. 如果神經節細胞因為失去神經纖維而不再活躍，便會慢慢喪失對刺激的反應，走向死亡一途。每個神經節細胞都必須和其他神經節細胞一起運作，如果其中一個死亡，就會導致一連串連鎖反應，遲早會衝擊整個神經系統。

這就是「神經性營養失調」，指的是局部性的神經瑕疵透過神經路

> **神經性營養失調**
> 這個現象指的是局部性的神經瑕疵透過神經路徑散布出去，抑制了整個神經系統範圍的再生活動，因此也影響了整個間質範圍的再生。

徑散布出去，抑制了整個神經系統範圍的再生活動，因此也影響了整個間質範圍的再生。局部性的營養失調可能對調控功能造成複雜的干擾，同時導致全身性的神經生長營養失調。這種情況可能發生自身體的任何一處，例如從牙齒或椎間盤損傷。

植物性神經系統的器官可能受到以下的傷害：

營養不良、毒素與任何會導致細胞器產生病理改變，或使細胞裡的生化過程發生病理改變的因素，都可能讓這些器官受到直接的影響。間接的傷害則會透過神經路徑散布，使任何發生在末稍的創傷都無可避免會影響身體的傳送系統。

就營養失調的發展來說，神經之所以會損傷，究竟是因為缺乏必要的生命要素，或是因為中毒、感染，還是因為受傷或任何其他病原相關的因素，都不重要了。

一個活生生的有機體之所以和周遭無生命的環境不同，在於有機體能夠把致病的過程排除在自己的資源之外，這正是「生命」的意義所在：有機體的生存之道完全受自然法則所支配。正如霍夫所指出的，如果生命體的控制能力下降，就會開始生病；若控制能力完全喪失，就會漸漸步入死亡。因此，調節器官與植物性神經系統負責維持生命，少了它們的幫助，生物體就無法處理來自環境的影響。

任何對植物性神經系統所造成的傷害，都會使有機體喪失活力，並且顯現出植物性神經肌張力異常的病症，同時具有罹患各種慢性病的傾向。而交感神經與副交感神經脈衝之間平衡的相互作用，也會或多或少會受到侷限，有時候甚至會表現出完全不正常，然後演變成植物性神經「僵化」。當交感神經變成這樣時，就成了肉瘤和全身性腫瘤的特徵。

如果植物性神經系統無法依循生命體的生命法則，在人體裡進行物理和化學的過程，那麼在健康身體裡才會看見的特定秩序將不復存在，而正常的體質、體液保持穩定的平衡也將一一喪失。

對植物性神經系統造成衝擊的因子，可能會發生在許多層次上，我將它們摘要如下：

- 植物性神經系統張力異常。
- 整個身體失養。
- 體液成為惡液質。

腸道裡的衍生性傷害

現在，讓我們看看發生在腸道裡的衍生性傷害。

人類的腸子可說是由兩個「發酵室」所組成，一個是小腸，另一個是大腸。大腸和小腸在結構、功能以及菌叢上都有所不同。

小腸這個器官是用來消化的，人體所有的消化液都會來到這裡，它的兩端由環狀肌肉瓣膜所封閉，是一條長達5公尺的黏膜管。在小腸裡，每1平方公分的黏膜就有3000根絨毛，使吸收的面積達到將近40平方公尺，是腸壁表面積的55倍，因此，當食物被酵素分解後就能迅速被吸收。所有被消化的食物中，有大約80％到90％的部分會被吸收，然後送到血液裡去。

小腸的吸收能力好壞，取決於三個因素：首先，食物進入小腸之前必須先經過胃來處理成「容易吸收」的狀態。其次，消化酵素的量必須適當。第三，食物停留在小腸的時間必須夠長。

若想讓食物的效果發揮到最大，那麼從胃進入小腸的食物必須是小分量的。如果胃裡的東西有充分的酸性，也可以達到這種效果，如果食物裡的酸性很少或甚至沒有酸性（這就是胃癌的情況），食物就會驟然進入小腸又馬上進入大腸，因此造成腹瀉。

大腸黏膜不像小腸有絨毛，也沒有腺體能製造酵素。我們出生後的幾個小時之內，大腸壁就被桿菌蓋滿厚厚的一層。在正常的情況之下，這層細菌讓其他生物體——尤其是任何不屬於大腸的生物體，完全無法靠近大腸黏膜。

因此，消化食物的過程不可能在大腸裡進行，而是必須在能把酵素加入食物裡的胃部以及小腸裡運作。大腸的主要生理功能在於吸收進入大腸中食物的成分，並且排出毒素，這一點我們稍後會探討。

當食物進入腸子時，它不只會被分解成可吸收的小單位，而且還會被轉變成具有**高度毒性的生物胺和其他肉胺毒**。雖然這些毒素的毒性非常強，但是一般來說，它們並不會對身體造成傷害，因為體內的解毒系統會在它們進入血液之前，就將它們轉化為無害的物質。

第一個解毒系統是腸子的黏膜，當腸子無法處理所有的毒性時，肝臟就成了第二道防線，可想而知的是，如果小腸細胞受損的話，它的解毒能力就會下降。

一旦真的發生了這種情況，將有大量的毒素會繼續往肝臟送去；當肝臟的功能開始衰退之時，毒素就會在全身裡循環，在這種情況之下，身體實際上就是在用源自於腸子裡的毒素來毒害自己。

體內的解毒系統

食物進入身體後被轉變成有高毒性的生物胺和其他肉胺毒，因此需要解毒系統在它們進入血液之前，將它們轉變成無害的物質。

第一個解毒系統是腸子的黏膜，第二道防線則是肝臟。

負責解毒的肝臟

　　肝臟是身體裡最大的腺體，它的功能是把消化過的物質轉換成蛋白質、碳水化合物、脂肪以及其他基質和能量載體，並且用這種形式儲存它們。就像我先前所說的，肝臟同時也是解毒系統的第二道防線，它介於第一道防線的腸子和第三道防線的身體之間。所有在細胞層次的中間代謝裡製造的毒素，或是來自腸子的毒素，一般都會轉換成身體可以排泄的無毒物質，而解毒過的毒物和所有不需要的代謝產品，則會被膽汁清除。

　　其實，肝臟還有調節的功能，它不斷監控著所有中間代謝的過程，最後製造大量的防護酵素和加瑪球蛋白。

　　肝臟有非常多粒線體，肝臟有四分之一的部分是由細胞質裡這種小小的胞器所組成；正因如此，肝臟細胞對於任何可能損害其粒線體的東西都相當敏感，毒素、神經損傷以及壓力，都會導致粒線體的酵素流失。

　　此外，粒線體有許多非常重要的成分，這些成分是身體無法自行製造而必須藉由食物的攝取才能獲得，因此，營養不良勢必會降低粒線體的數量和活動力。

　　肝臟細胞的解毒能力和它的粒線體的需氧活動量呈正比，只要這些胞器完好無缺並且得到一切必須的維生物質，粒線體甚至能夠把極度危險的致癌物轉變為無害的東西。

　　肝臟細胞若長期缺乏維他命，將

> **致癌物的解毒有賴肝臟的粒線體**
>
> 　　肝臟有非常多粒線體，而且肝臟細胞的解毒能力和它的粒線體的需氧活動量呈正比，只要這些胞器完好無缺並且得到一切必須的維生物質，粒線體甚至能夠把極度危險的致癌物轉變為無害的東西。

無法有效對抗每一天來自環境毒素的攻擊，相反的，肝臟會變得只能自己承受來自這些毒素的傷害，如果身體的解毒系統無法跟上毒素入侵的速度，毒素就會進入身體，或是在體內製造的毒素就必須儲存在肝臟細胞、間質和其他器官裡。

腸子為體內毒素的出口

我們再回到腸子的部分，腸子的功用不是人們一般所想的那樣，只能用來解毒，它還能清除沒有消化的東西，腸子這項功能也相當重要，因為它是**體內製造的毒素的出口**。

人們發現，在胃腸道每一個部分裡，會排放那種毒素的只有腺細胞；在大量的糞便裡，含有有毒的排泄物，當中含有腸子黏膜與剝落的黏膜細胞。**在晚上與禁食時，身體便傾向於積極排放含有毒物質的排泄物。**

就算一個人完全沒有進食，他每天也會排出超過20公克的糞便。如果清除毒素的活動非常活躍，有時候就會出現古代醫生所說的「黑膽汁」的情況。

根據博格（Buerger）的看法，罹患尿毒症或重金屬中毒的人會有大腸潰瘍的狀況，這些人的大腸排出的毒素，比消化道的任何一段都更為活躍。

的確，如果水銀進入人體──無論是意外吃下肚、從粉塵或蒸汽吸入，或透過皮膚吸收，其中將有很大部分的水銀會從腸子黏膜排出。然而，最主要的排泄途徑還是透過大腸黏膜，就處理水銀來說，大腸的能力比腸子其他部位強2倍至3倍。

直腸是大腸的末端，它被濃密如海綿的痔靜脈網絡所包圍，它們如果膨脹，就可能會產生痔瘡。當肝臟必須負擔過多的解毒工作時，就特別有可能發展出痔瘡，古代的醫生會用水蛭在靜脈上放血，藉此讓肝臟和身體獲得舒緩。

如前面所說的，我認為**主要負責排泄有毒蛋白質的器官是大腸黏液，因此我稱大腸黏膜為人體內的「過濾器」**，並且希望病人都能打開這個「過濾器」。如果這個過濾器堵塞了，那麼原本應該進入大腸的毒素便不得其門而入，只能繼續留在身體裡，對身體造成危害。

沒有人能明白解釋為什麼過濾器會堵塞，就算對病人進行臨床檢查，我們還是無法了解原因，就連透過解剖也無法得知。但是，就我的經驗來說，透過對舌頭進行檢查，我們能夠評估消化道黏膜的排泄活動，並且判定過濾系統是否阻塞。換句話說，**舌頭能夠精準地反應腸子的狀況。**

正常的舌頭一定是濕黏的，然而，一旦罹患了慢性疾病──包括癌症，舌頭則通常是乾燥的，而且只會有少量或根本沒有黏液覆蓋在舌頭上面，這表示身體的排泄功能受損，而且過濾器很有可能已經阻塞了。

當病人接受治療之時，他們的舌頭又會慢慢有黏液覆蓋在上面，而且顏色也會漸漸變成白色、灰色，甚至是鋼青色。覆蓋的程度愈高，顏色就會愈深，表示排泄系統愈密集地清除體內的毒素。但是，如果身體的狀況沒有改善、過濾器還是

> **舌相反應腸子的狀況**
>
> 舌頭能夠精準地反應腸子的狀況，正常的舌頭一定是濕黏的，但如果一個人有慢性疾病，包括癌症，舌頭則通常是乾燥的，而且只有少量或根本沒有黏液覆蓋其上，這表示身體的排泄功能已經受損。

Chapter 4

堵塞，那麼間質裡就會充滿毒素，最後被迫進入胃裡，導致劇烈的陣陣嘔吐；進入小腸後則會導致腹瀉，進入皮下組織則會產生為期數週的盜汗，而且癌症病人還會出現典型的黃色汗液。

如果身體無法自行排出這些毒素，最後的結局就是死亡，這就是為什麼我一直強調，在所有方法之中，應以發熱療法以及處理主要病灶的方式打開體內的過濾器，我們稍後會在其他章節談到這部分。

皮膚也是代謝器官

如前所述，皮膚不只是一種保護和感覺器官，它也是人體主要的代謝和清除系統。就算一個人完全沒有從事任何體力活動，他的身體每天還是會流出500到900公克的汗水，其中有10到18公克是固態物的成分。也因為如此，**皮膚被稱為是第三個腎臟確實當之無愧。**

男人的皮膚比女人的皮膚有更多汗腺，因此男性皮膚的分泌活動比女人旺盛得多，除此之外，女人還可以透過月經把體內的毒素排除，因此，對男人來說，靠皮膚排毒就顯得特別重要，如果皮膚的排毒功能降低，對男人而言後果將非常嚴重。至於女人的話，人們早就知道比起月經量不足、週期不規則或停經的女性，月經量足夠且周期規律的女性比較不會罹患癌症。

泌尿器官

很明顯地，泌尿器官有很重要的排毒功能，腎臟過濾掉身體不需要的代謝物與毒素，藉此穩定維持血液裡所有正常成分的濃度。正常

來說，尿液的排泄量多寡，必須看蛋白質代謝的程度以及水分的攝取量，以及其他排毒器官的表現能力。水分攝取少、流汗、腹瀉以及攝取較少的蛋白質等，都會減少尿液量，攝取大量的水分與蛋白質則會增加尿量。

尿液排毒主要與蛋白質代謝的最後產物有關。有很大一部分的氮是在肝臟裡合成，然後再藉由血液將它送到腎臟。體內所有異物質都會在血液裡循環，而其他毒素—包括來自腫瘤的高毒性多醣，都會被腎臟的薄壁組織所清除。

如果腎臟功能受損，那麼在血液和組織裡的尿液固態物濃度就會增加，於是，身體會試圖利用其他管道清理不要的東西，有可能是嘔吐、腹瀉或排汗量增加。然而，腎臟的功能若完全喪失，身體其他的排毒系統也無法完全代替它的功能。

排毒功能如果受損的話，會有什麼後果？

如果排毒系統受損而且再也不能完全清除「內部毒素」，身體將會試著和那些頑強的毒素共存，並且盡可能讓它們沉積在結締組織當中。同類毒理學（homotoxiology）宗師雷克偉格（Reckeweg）曾充分研究過這種情況，並傳神地將這種情況描述為**儲存階段**，若囤積了太多身體不想要的東西，甚至超過身體的解毒能力，儲存的額度就會被用盡，毒素就會進入血液和組織裡。肥胖、動脈硬化、靜脈曲張、結石、水腫、囊腫、類風濕性結節都是這種毒素沉積在身體所導致的結果，也正是一連串致命連鎖反應的開始。

> **毒素的儲存階段**
>
> 我們的身體會試著和頑強的內部毒素共存，並且盡可能讓它們沉積在結締組織裡，這種情況被稱為「儲存階段」。而一旦囤積過多毒素，甚至超過身體的解毒能力，毒素就會進入血液和組織裡。

內部毒素沉積到一定的程度並且使細胞結構產生病理性的改變，那麼**儲存階段就會變成浸潤**，舉例來說，會導致毒素損害肝臟和腎臟、神經慢性發炎、良性淋巴瘤以及象皮腫這類的疾病。

一旦毒素浸潤嚴重到侵蝕細胞的程度，那麼，腎臟和肝臟就可能會感染，病人可能會癱瘓，並且有關節炎、骨髓萎縮及其他嚴重的症狀，而任何承受嚴重損傷的組織，最後都可能會變成惡性腫瘤，退化階段因此發展成一種變態或贅生物質，然後腫瘤就會開始出現了。

排毒系統若出現慢性傷害，必然會對身體造成嚴重的後果。

對抗疾病的第三道防線

身體對抗疾病的第三道防線是**網狀內皮系統**，它包含一些源自於間質細胞轉變而來的細胞和組織，並且形成特定的器官。在紅骨髓、白骨髓、脾臟、胸腺、淋巴結、肋膜與腹膜、腦膜與血管內皮裡可以發現這種組織，它們共同打造了人體的防禦系統。

就像所有的結締組織細胞一樣，網狀內皮系統能夠從網狀組織裡分離出來，它們藉由網狀組織和其他細胞連結在一起，然後變成游走細胞進入人體生病的器官裡，接著和病變的生物或癌細胞作戰。它們的防禦能力是根據特定和不特定的物質所製造的間質細胞而來。

所謂特定的物質是指蛋白酶，它們會發展出分解蛋白質的活動，而這種活動只會和不正常的身體有關──它們不會讓健康完好的細胞分解。

這類的保護性酶是溶菌素、溶細胞素（在生病的器官裡，這些會使細胞分解而無法存活）以及溶癌素（這是一種分解癌細胞的酵

素）。阿布德霍爾登測試（Abderhalden）可以用來顯示尿液裡是否有這些酵素。

只有在需要的時候，身體才會製造出保護性酵素，因此，只有當身體裡有癌細胞的時候，或被注射了溶癌素以得到免疫力時，才會有溶癌素出現。

然而，就算沒有保護性酵素，健康的身體還是有能力對抗癌細胞或致癌物質，因為血液裡一直都有一大堆非特異的保護因子來抵禦潛在的病原體。

金斯堡（Ginsberg）和豪斯法（Horsfall）是最早說明病毒抑制活性血清因子的人，其中最有名的是血清滅菌蛋白，它是甲形球蛋白、乙形球蛋白、加瑪球蛋白的混合。根據索瑟姆（Southam）的看法，只有當活化多醣、鎂離子以及其他活化物出現時，血清滅菌蛋白才會活躍起來；如果有腫瘤的話，血清滅菌蛋白就是壞死的腫瘤細胞剋星。

肥大細胞（嗜鹼性顆粒細胞）和淋巴細胞（免疫細胞）和其他結締組織內含能夠溶化癌細胞的類肝素。

血液中非特異的消化酶也有保護功能，如果數量足夠就能溶化癌細胞，也不會因為抗消化酶的關係就迅速鈍化。

至於其他細胞，一旦網狀內皮系統細胞的結構和功能性**受到營養不足與毒素的損害，也就無法製造品質和數量均佳的間質保護物質。** 用來對抗癌細胞以及病態器官細胞的細胞吞噬已經消失，而且網狀內皮系統細胞解毒的能力下降，於是就發生衍生性傷害。

解毒功能和營養狀態息息相關

網狀內皮細胞可和病變的生物或癌細胞作戰，一旦因營養不足與毒素受到損害，便無法製造品質和數量均佳的保護物質，解毒的能力也將下降。

Chapter 4

身體的自然抵抗力

有很長一段時間,支持局部治療者的看法是,認為「身體對癌症有自然的抵抗力」是一種一廂情願的想法,但無論是在人類或動物身上,我們確實看過像拳頭甚或像頭那麼大的腫瘤自然地萎縮。根據杜馬克(Domagk)的看法,這種萎縮顯示身體裡必定有某些物質可以摧毀癌細胞,而且這些物質必須由身體自己製造。

許多研究人員曾在長有惡性贅生物的結締組織裡看到上述過程,例如,他們說老鼠的腫瘤自然萎縮,此類組織反應存在於淋巴細胞和漿細胞中,費希耳(Fischer)、荷索(Herzog)、霍克(Hueck)和其他人也觀察到相似的情況。

我們也可以用培養實驗來說明網狀內皮系統的抗癌活動,我一次又一次在我的臨床經驗發現這種活動確實存在。

但是毒素進入身體所造成的傷害,不僅限於一開始接觸到的器官。就其他細胞而言,網狀內皮系統細胞的結構和功能也會受到戕害,因此再也無法在品質與數量上製造足夠的間質保護物質。而用來對抗癌細胞及衰敗器官細胞的吞噬細胞,其數量也會漸漸減少,網狀內皮系統細胞的解毒能力也會因此下降。

間葉器官可能也會受到衍生性傷害,紅骨髓便是其中一種間葉器官。紅骨髓的功能是製造紅血球,如果骨髓細胞受損,紅血球的品質和數量都會下降,因而導致貧血,同時也讓血液的含氧量下降;也就是說,當這種情況發生的時候,血液便無法輸送足夠的氧氣到身體組織裡。

衍生性傷害可能會嚴重影響身體的「排水」系統。排水這個詞一

般用來描述生物中和清除毒素以及廢物的生理過程，因此，它包含了兩個部分，一個是腸黏膜、腸菌、肝臟、網狀內皮系統以及基本組織的解毒功能；另一個是腸子、肝臟、皮膚、腎臟、子宮以及其他分泌性上皮組織的排毒功能。

> **負責排毒的排水系統**
>
> 排水系統包含了兩個部分，一個是腸黏膜、腸菌、肝臟、網狀內皮系統以及基本組織的解毒功能；另一個是腸子、肝臟、皮膚、腎臟、子宮以及其他分泌性上皮組織的排毒功能。

排水系統的功能是讓體液和組織潔淨，以及讓所有毒素與身體不需要的物質變得無害，並且排出體外。

病原可能會在人體的排水器官裡造成衍生性傷害，使器官的功能在質與量上都下降。如果解毒、代謝廢物的傳送與清除以及其他形式的穩定功能變得窒礙難行時，那些廢物就會堆積在身體裡，堆積所造成的後果是排水通道堵塞，體液環境（humoral milieu）也會受損，最後形成容易罹患疾病的體質。這有點像游泳池裡的水沒有過濾，排水的功能開始堵塞，水就會變得愈來愈髒。

間質和網狀內皮系統還可能直接受到病原的傷害，也可能因為排水系統遭受衍生性傷害而間接受到影響。如果遇到這種情況，間質的功能就會受到抑制，導致人體自然抵抗力降低。

在面對惡性贅生物時，儘管身體確實有自己的自然抵抗力，但是如果抵抗力降低，就會產生病原和衍生性傷害，而如果身體有罹患癌症的傾向，那麼就會產生我前面所說的腫瘤環境。

Chapter 5
於是,腫瘤出現了
內在環境的全面崩潰

Chapter 5

- 影響腫瘤發展的內在環境可分成細胞和細胞外（亦稱體液環境）兩種。而體液環境是從外在環境把食物或有害物質傳送到細胞，同時把細胞代謝和分解代謝的產物帶回到環境去。
- 當一個人罹患慢性病時，其體液的外觀、氣味和其他性質都會產生重大改變。任何慢性代謝失調都是「所有慢性病的始作俑者」。這種致病潛力會漸漸發展出風濕、尿酸、糖尿病、癌症或其他病理性的傾向。
- 有兩種成因會造成癌症：細胞內的因素是把正常細胞變成癌細胞，另一個因素則是身體抵抗力降低到身體無法阻止腫瘤形成的程度。
- 身體內的自然防禦能力，有四個主要的系統：1) 適應性體外防禦區域；2) 組成型上皮防禦區域；3) 組成型淋巴網狀防禦區域；4) 組成型網狀組織細胞防禦區域。四者全是由神經賀爾蒙所控制，因此，神經賀爾蒙系統成了身體防禦機制的第五道防線。
- 四種防禦系統都需要一些條件才能有效發揮功能——亦即每一種防禦因子都必須有足夠的量，此外還必須有能夠讓因子運作得更有效的輔助因子存在。
- 免疫系統的第一要務是偵測出體內出現偏差的分子，將之消解或排斥，而罹患慢性病的身體卻已失去消解腫瘤組織的能力。
- 無論看起來多不起眼的慢性疾病，都可能會發展成癌前病變。癌症確實會因為局部組織發生慢性改變，而使癌細胞發展或腫瘤出現，這種情況一般稱為局部續發性癌前病變。
- 癌症的早期症狀很難察覺，然而，癌細胞的成分與其代謝物的毒性很高。因此，腫瘤的生長總會伴隨著宿主器官不斷中毒的情況，結果導致衰竭、喪失活力和其他無特定性的症狀。

適合腫瘤生長的環境有兩個彼此相關的必要條件：

一、抵抗力降低到連身體的自然防禦能力都無法有效處理惡性細胞。
二、病原和衍生性傷害等一連串連鎖反應的最後環節，就是出現腫瘤「環境」（milieu），同時身體還有容易罹患疾病的傾向。

milieu這個字來自法文，一般的意義是外在的環境狀態，不過，除了外在環境之外，同時也有內在環境需要考量。

腫瘤生長的外在環境

許多研究者指出，外在環境——圍繞在每個人周遭之所有因子的總和，對於癌症的發展有著相當程度的影響。想來的確應該如此，否則散布在全世界各地的癌症狀況理當都如出一轍。

但實際上卻並非如此，各地罹患癌症的狀況其實不盡相同。一份全球性的癌症研究曾指出世界各地出現的一些重大差異：美國罹患胃癌的人非常少，在南美洲卻非常多；在愛爾蘭，皮膚癌或口腔癌非常普遍，而在130公里外的英國，罹患皮膚癌和口腔癌的人卻出奇地少，以唇癌而言，英國人罹患此疾的人數更僅有愛爾蘭人的10％不到；法國是口腔癌的好發國，但葡萄牙人罹患口腔癌的人相對較少；以色列的口腔癌同樣少見，但該國罹患血癌的人數卻高居全球排行榜之上；跨過蘇伊士運河來到埃及，則會看到膀胱癌大行其道；在南非，皮膚癌和攝護腺癌是最常見的；丹麥女性罹患乳癌的比率居全世界最高，而智利的婦女比其他地方的女性更常罹患子宮癌或胃癌而死亡。

Chapter 5

為什麼中國人罹患陰莖癌、肝癌和口腔後部癌症的比率會比日本人高？為什麼瑞典和挪威罹患攝護腺癌的人口比義大利多3倍？為什麼義大利婦女容易得到子宮癌？除非各地的環境條件可能對癌症造成影響，否則無法解釋為什麼會有這種差異。西印度專家吉爾摩（M. Gilmour）說，大多數區域都會有這種差異，又說在牙買加當地的中國人幾乎沒有人得過乳癌，但該島的黑人卻常罹患此病。癌症學者發現，住在斐濟的印度女性罹患子宮頸癌的人數，遠遠超過當地的斐濟婦女。沒有人確切知道為何如此，但有證據顯示，地理位置和生活習慣這種外在環境確實有一定程度的影響。

不過，讓人欣慰的是，我們多少還知道內在環境對於癌症的影響。專家對於壓力的研究，賦予我們了解內在環境的新契機。壓力理論之父漢斯・賽利（Hans Selye）提出的**三因素理論**，不僅說明壓力的症狀是什麼，還簡潔地闡釋說疾病之所以會產生，往往是因為三種高度相關的力量彼此互動的結果：

一、**引發疾病的明顯因素：**致病因素，包括細菌或任何其他可能導致疾病的原因。
二、**助長疾病的因素：**這些原因可以是內在或外在的，它們助長致病因素，提高罹患疾病的傾向，因此又稱為誘發因素或環境因素。
三、**阻礙疾病發生的因素：**指的是人體天生的抵抗力，用來制衡致病因素的力量。

從上述說明我們可以清楚地了解，只有當第一點和第二點的力量相加起來大於第三點的力量時，疾病才會產生，當第三點的力量還有

優勢時,就不會有任何疾病產生的狀況。賽利的論點詳實,他認為幾乎沒有任何致病因素先天就會對人類造成危害。

腫瘤發展的內在環境

法國生理學家克勞德・貝爾納(Claude Bernard,西元1813年至1878年)曾一針見血地說:「細菌根本不算什麼,是環境說了算!」

在貝爾納對生物學提出第一個詳實的研究裡,他發現維持生命的先決條件是保持良好的內在環境。之後,謝德(Schade)研究那些和疾病一起出現的膠質、分子及離子的變化,並得到一個結論:健康的身體會盡力、也能夠維持離子濃度恆定、滲透壓恆定和分子恆定。這篇出色的分子病理學研究,證實了古代體液病理學的觀點是正確的。

貝爾納的研究發現價值在於,它讓我們對內在環境如何促使疾病發生有了全面性的了解。他是第一個把環境分成內在環境和外在環境的人,還解釋說是皮膚和黏膜把內在環境與外在環境分隔開來,因此,**內在環境可以分成細胞和細胞外(亦稱體液環境)兩種。**

體液環境

體液環境扮演的角色,是從外在環境把食物或有害物質傳送到細胞,同時把細胞代謝和分解代謝的產物帶回到環境去。簡言之,體液環境是這種雙向運輸的匯流區,任何外在環境的改變,或是任何會影響細胞維生過程的東西,自然會與體液環境有關。健康的身體能夠不斷清除不需要的生物沉積物質,並藉此保持體液環境的分子與離子狀

態平衡。當保持恆定的能力受損時，體液的分子狀態就會愈來愈偏離生理性的正常標準。這樣一來，血液的物理狀態也會受到影響。由於血液的環境性質取決於血液本身的物理成分，因此，若酸鹼平衡、離子與電解質平衡、血糖濃度、血清膽固醇或非蛋白氮持續變化，將會使身體發展出某些疾病的傾向。

罹患慢性病的人，他們的生理調節和酸鹼平衡的晝夜節律會受到干擾，血液裡的酸鹼度也會改變，例如癌症病患的血液會偏鹼性，因此，一個人若**出現鹼中毒的情況，就表示他罹患癌症的風險增加了。**酸鹼值改變通常和氧化還原反應的改變同時出現：還原能力下降是許多慢性病的特徵之一，包括癌症。如果一個人罹患了慢性病，血液的離子性和電導率就會增加，血液的「特殊抵抗力」，也就是 ρ 值，則會降低。如果身體細胞受損，往往會伴隨著礦物質平衡的改變，鉀、鎂、鈉、鋅和鋁的血清含量往往受到抑制，而血清銅和鈣則傾向升高，血糖也有升高的傾向。

有關新陳代謝和內在環境出現慢性疾病的另一個指標，是出現不正常的體質。完全健康的身體只會有右旋性物質，而我們愈來愈常在慢性病患者身上發現左旋性物質。對於正在進行有氧代謝的有害微生物而言，透過趨化作用，左旋性結構化合物會比右旋性代謝物擁有高出1000倍的吸引力。因此，格拉赫等學者們便認為，我們無可避免地會在受到毒素戕害的細胞裡，發現寄生的微生物存在。

身體受左旋性代謝物所毒害，似

> **健康與體液環境**
>
> 健康的身體能夠不斷清除不需要的生物沉積物質，並藉此保持體液環境的分子與離子狀態平衡。
>
> 當保持恆定的能力受損時，體液的分子狀態就會愈來愈偏離生理性的正常標準。

乎屬於內在環境中一種特別嚴重的惡化，而變性蛋白也可能會加速這個過程。

> **致病的左旋性物質**
>
> 健康的身體只會有右旋性物質，慢性病患者身上常可發現左旋性物質，而比起右旋性代謝物，左旋性結構化合物對有害微生物有高出1000倍的吸引力，所以受到左旋性代謝物毒害的細胞裡，可發現寄生的微生物。

當一個人罹患慢性病時，他的體液的外觀、氣味和其他性質就會產生重大改變。西元前480年前的希波克拉底稱這種情況為體液不調（dyscrasia，體液混合不良）；西格蒙德（Siegmund）稱它為新陳代謝錯亂；布魯曼薩特（Blumensaat）稱之為體內恆定受到干擾。大衛·史密瑟斯爵士在1962年於醫學雜誌《柳葉刀》裡稱之為組織受到干擾。

當身體的環境產生上述改變時，身體就會出現罹患各種慢性疾病的傾向。布魯曼薩特的看法是，**任何慢性代謝失調都是「所有慢性病的始作俑者」**。這種廣泛的致病潛力一開始都沒有特定指向任何一種疾病（此為非特意性），然後才漸漸發展出風濕、尿酸、糖尿病、癌症或其他病理性的傾向，這些傾向最後呈現出來的樣貌會由遺傳、毒素、飲食或其他因素來決定。

因為新陳代謝失調所引起的體液環境異常，不僅會伴隨生物化學性的改變，還會讓血液裡現有的固態成分產生改變，在顯微鏡下即可辨識出這些改變，若我們利用暗場照明（dark-ground illumination）的方法來研究新鮮的血液，並把倍率放大到1200倍，就能清楚看見紅血球、白血球、血小板與微小物質自由地移動。

我們很少在健康身體的血液裡看到結構體的變化，而且它們的體積很小，小到只能用暗場技術才能觀察得到。在慢性病的個案中，它們的數量會比較多，體積和外觀也比較多樣，而且還可能會在血球內

外出現較大的結構體。我們在癌症病人身上較常發現這些結構體，意味著這些結構體本身和疾病是相關的，許多研究者甚至還認為，這些多變的微生物可能才是真正導致癌症的原因。

致病的體液不調

顯微鏡下的血液狀態可以用來評估體液不調，體液不調的組織診斷不只有在早期診斷的階段才重要，就療程評估而言，它也是一種相對簡單又可靠的輔助工具。

當血液不正常時，往往意味著身體的膠質失去了它正常的特性，於是血液產生凝塊的傾向也會增加。專家曾用乾掉的血液來評估身體的疾病狀況，而用新鮮的血液也可以得到相同的效果。凝結的過程和紅血球的分布狀態還能提供相關的診斷訊息。

在健康的血液裡，紅血球長得很平滑，形狀呈圓形；它能自由地漂流，平躺成一層且彼此輕觸，但不會堆積或擠在一起，纖維蛋白只會各自出現。在罹患疾病的血液裡，紅血球之間的差異很大，它們的輪廓鬆散且呈現波浪狀，無法像氣球一樣一個接著一個漂流，而是會一個緊挨著一個的連在一起；它們的纖維蛋白也明顯地增加。

我把體液不調分成幾個程度，第一級的病症不太明顯，第二級有中度嚴重的改變，第三級則有非常明顯的改變。

另一種研究體液不調的方法，是檢查汙染的血液。雖然我們無法用一般的著色方法看出血液中的顆粒，但是，用凡・布雷默（von Brehmer）的方法倒是能看得很清楚。布雷默用暗場的方式，將紅血球放大到1200倍，以深紫色的背景為底，然後，我們就能看到紅血球呈

現淺紅色、粉紅色或褐色,而紅血球裡面或外面的顆粒則清楚得好像亮點。

我們依照紅血球的形狀和位置,以及顆粒的頻率和外觀來當做評估的基礎。在健康者的血液裡,紅血球之間彼此相當分開,顆粒則單獨出現而且體積很小;在罹患慢性病者的血液裡,紅血球是沾黏在一起的,而且顆粒有很多不同的體積。顆粒愈大狀況也就愈糟,我們能從顆粒的形狀得到一些其他的結論。

我們可以把血液變成顆粒狀的程度當成一種指標,藉此得知體液環境不佳的狀況。血液的生化性質愈是有不正常的大變化,它在顯微鏡底下顯示出來的樣貌就愈可能有重大改變。然而,改變的性質與程度並不能告訴我們是什麼疾病導致了這些改變,嚴重的關節炎、肝臟疾病、多發性硬化症和其他慢性病都有可能讓血液出現改變,但是,我們無法就血液的變化來明確區分出每一個疾病。

內在環境惡化為疾病敞開大門

然而,就算無法藉著血液變化確定改變狀況,也無損於它們的實用價值;同樣地,它們顯示出最具有說服力的一點是,**所有慢性疾病都有一個共通特性,那就是內在環境惡化。**

針對血液中的血漿進行顯微鏡檢查,能夠給我們關於疾病惡化的進一步證據。

免疫療法、化療和放射療法會破壞腫瘤細胞,並且產生分解代謝的物質。就像我們先前所說的,這些分解代謝出來的物質都具有毒性,它們將會被送往解毒器官並排到血液與淋巴裡,這個過程稱為**重**

複中毒。如果人體內發生重複中毒的情況，我們就會從顯微鏡底下看到血漿裡粗糙或細緻的顆粒，或是顆粒呈現混濁的不透明顏色。

疼痛、發燒或覺得身體不適也是重複中毒會有的症狀，而且，腫瘤毒素在血漿裡的顆粒密度和體積愈大，這些症狀就可能更嚴重。因此，如果腫瘤是漸漸消退的，而且只有細小的腫瘤顆粒被解毒和排出，身體就愈承受得住癌症的治療；相對的，一旦大型腫瘤瓦解的速度太快，便可能導致極端的重複中毒，有時甚至會對生命造成危害。

所以，很重要的一點是，**我們在治療的時候要讓腫瘤的毒性物質維持在身體可以負荷的程度裡**。治療癌症一定要調整到每個病人能夠承受的程度來清除毒素。

如果間質堵塞已經存在了很長一段時間，或者是因為接受X光治療所導致的，那麼免疫療法通常已經對腫瘤失去作用了。之後再進行基本的全身療法時，可能會在幾週甚至幾個月後使堵塞突然被打破，結果，血液裡可能會漂浮著許多腫瘤分解的物質，然後在一個小時或接下來幾個小時內，造成病人出現激烈的發燒反應。當血漿裡有極高的毒素濃度時，就會產生這種物質漂浮的狀況，我們無法預測何時會發生這種突發狀況，因此不可能避免隨之而來的發燒反應。

我已經說明了我對於身體在罹患慢性病之前，會受制於哪些複雜的代謝失調的看法，這些失調為所有慢性病提供發展的潛力。當身體為腫瘤媒介物——可以是病毒、黴漿菌或其他東西——提供了適當的發展和蔓延環境，這些潛能就能轉變為形成腫瘤環境或物質的方法。

如果致癌的媒介是某種能進行有氧代謝的寄生蟲，它會比血液裡的正常共生體需要更多樣的代謝物當食物。**異常的代謝物濃度愈高，致癌的寄生蟲就愈容易滋生**，因此，腫瘤環境是一種適合致癌寄生蟲

或癌細胞生存的生化環境,它們可以在這個環境裡找到維生和繁殖所需的一切。若一個身體裡有腫瘤環境,就表示其體液「有利於癌症」滋生,他的血液裡包含了一切有助於癌細胞和腫瘤生長的物質。

身體的自然防禦系統

在我們討論身體的抵抗力,也就是身體的自然防禦系統之前,有兩個根本觀念值得重申:

一、若身體的抵抗力完好無缺,就能保護自己免於癌症腫瘤的發展。
二、若抵抗力衰弱已經達到免疫不全的程度,就一定會長出腫瘤。

因此,我們有必要區分造成癌症的兩種成因:細胞內因素是把正常細胞變成癌細胞;另一個因素則是降低身體抵抗力到身體無法阻止腫瘤形成的程度。

研究顯示,身體的自然防禦能力是一種多層次的結構。為了說得更清楚,我把它摘要成以下四個主要的功能系統:

一、適應性體外防禦區域。
二、組成型上皮防禦區域。
三、組成型淋巴網狀防禦區域。
四、組成型網狀組織細胞防禦區域。

這四個部分彼此緊密相關又相互依存。

適應性體外防禦區域，包含在所有上皮組織表面的生理必需性微生物菌叢，並且擁有一種自動防禦功能，這種功能就好比看護一樣，負責身體基本免疫能力的發展。許多學者得出的結論認為：少了功能正常的共生菌叢，多細胞生物是無法存活的。此外，其他防禦區域也得依賴適應性體外區域中微生物菌叢的益生穩定性來運作。如果微生物菌叢有生態失調的情況，身體整個防禦能力都會出現明顯的衰退。

上皮防禦區域包含皮膚、眼睛的結膜、呼吸道、消化道與泌尿道，這個區域的功能是吸收、過濾、排泄或防禦。依我個人的臨床經驗來說，我發現**排泄功能對於清除代謝物和致癌毒素來說尤其重要**。身體之所以會發生堵塞，很大的原因是因為新陳代謝受到干擾，進而影響所有防禦區域，因此間接降低抵抗力。

組成型淋巴網狀防禦區域，是上皮系統中重要的支援系統，它包含淋巴上皮系統，如胸腺、瓦耳代爾氏扁桃體環（Waldeyer tonsillar ring）和腸道的培氏斑（Peyer's patches）；淋巴網狀上皮系統，如脾臟的白髓、淋巴結以及其他淋巴中心；白骨髓和儲存性內皮。這個區域的功能是：

一、吞噬作用或清理外來物的功能。
二、抗體製造的催化誘導。
三、特異及非特異抗體的製造。
四、針對抗原抗體複合物與其他有毒物質進行解毒。

若此區域過度緊張，**組成型網狀組織細胞防禦區域**就會啟動。最近幾年，癌症研究一直忽略這個區域，但我得特別強調它，因為它對

於人體所有的防禦過程很重要。這種多功能間質包含幾乎身體一半的體重，囊括了兩個系統，每一個系統都保有胚胎期的多樣性：

一、網狀組織細胞系統：包括筋膜、關節囊、韌帶、漿膜、腦膜、非儲存上皮等等。
二、無所不在的間質結締組織，如暫時性間質組織、基本組織等等。

這兩個系統執行了許多重要的功能，包括：

- **幹細胞功能：** 具有強大的能力可以進行前向和後向分化。
- **傳遞功能：** 確保在上皮細胞和纖維組織、血液、淋巴以及調控系統之間的中介代謝過程順暢。
- **自我平衡功能：** 維持等張性和其他環境平衡的成分。
- **儲存功能：** 藉由儲存或結合來中和有毒物質。
- **解毒功能：** 處理無法藉由中間代謝機制來減少的有毒物質。
- **防禦功能：** 輔助其他系統。

若非上述其中一個或所有防禦區域都已經惡化到一個程度，導致身體的抵抗力無法對抗惡性細胞，也無法繼續提供免疫力，否則是不會發展出癌症的。

我們前面說的四個「主要」的防禦系統，和其他器官一樣都是由神經賀爾蒙所控制。因此，神經賀爾蒙系統成了身體防禦機制的第五道防線。在所有的個案裡，抵抗力都是一種全身性的能力，間質的免疫系統——尤其是網狀內皮間質系統，會製造特異或非特異的物質，

免疫力則透過這些物質被傳送到全身。這些物質會製造到什麼程度，取決於神經的數量與賀爾蒙能量的可用程度。

免疫系統

免疫系統的第一要務，是負責偵測出身體不斷製造出來的分子是否出現任何微小的偏差。免疫系統會針對讓人生病的微生物和毒素維持它特有的生物辨識性，同時與外來細胞及變性細胞（如癌細胞）保持聯繫。若將癌症組織或癌細胞移植到另一個健康的人身上，便會得到和移植器官一樣的結果，意即：任何外來組織——無論其健康與否，都會被健康人體的免疫反應給消解或排斥。

罹患慢性病的人的身體無法執行適當的免疫反應，因此癌症組織無法迅速得到消解，此為免疫耐受性，它會降低人的抵抗力及防禦力。它的成因是缺乏特異和非特異的免疫物質，或免疫系統的某個部分對製造出質與量都充足的免疫物質出現失能。誠如前文所述，身體起碼可以動員四種不同的保護性基質來對抗癌症的威脅，但這些基質都需要一些條件才能有效發揮功能，每一種防禦因子都必須有足夠的量，讓所有抗原都能立即且完全得到中和，防禦因子的分子組成必須能夠確保最大效果。此外，很重要的另一點是，必須有能讓因子運作得更有效的輔助因子存在，例如鎂離子，換言之，輔助因子必須處在正確的形式和濃度。

天生的抗癌機制

免疫系統能夠偵測出體內製造出來的分子是否出現異狀，任何外來組織也都會被免疫反應給消解或排斥，不過，罹病的身體卻沒有能力產生適當的免疫反應來保護身體，使人的免疫力和抵抗力降低。

目前的科學觀點是，保護性因子的製造屬於間質的功能。所有間質組織都會製造非特異物質，但是，特定的防禦酶或抗體則只由淋巴間質製造。淋巴間質由骨髓分化而來，然後幹細胞透過血液被送到胸腺，胸腺賀爾蒙把幹細胞轉化成「有免疫活性的淋巴細胞」或「免疫細胞」，然後它們在那樣的狀態下增生。胸腺淋巴細胞最後移行到脾臟、淋巴結與腸壁上的培氏斑。

抗體的製造只會在上述三個區域出現，而胸腺本身並不會製造抗體，胸腺的功能是對幹細胞進行免疫啟動，這些幹細胞為了這個過程由骨髓被帶到胸腺。若可以，胸腺還會儲存記憶細胞，記憶細胞是受抗原刺激過的免疫細胞，它把抗原的分子訊息以及相應的抗體儲存起來，這樣，當相同的抗原再次入侵或出現時，它就能馬上製造出抗體來與之對抗。

間質組織和其他的器官一樣，都可能會因為許多不同因素的關係而受到衍生性與功能性的損傷。很明顯的，這種情況也會嚴重損害間質組織的效能，而且製造保護因子的質與量都會下降，在這種情況下，骨髓無法製造出足夠的新幹細胞，而製造出來的幹細胞也會出現分子性的缺陷。胸腺裡誘發免疫活性的部分也必然是不足的，而已經移動到脾臟、淋巴結與培氏斑的免疫細胞，也無法像那些沒有衍生性傷害的身體那樣，扮演好防禦細胞的角色。防禦力下降的免疫細胞甚至會因為缺少活性輔助因子與抗酶，而受到進一步的抑制。

一般認為，結締軟組織之所以會

製造抗體的胸腺

胸腺可以啟動幹細胞及儲存記憶細胞。記憶細胞是受抗原刺激過的免疫細胞，它把抗原的分子訊息以及相應的抗體儲存起來，如此一來，當相同的抗原再次入侵或出現的時候，它就能馬上製造出抗體。

進一步受到損害，是因為引流系統堵塞而阻礙了毒素的排泄，因此，毒素會從體液跑到組織裡，然後集中在基底組織（傳輸組織）裡，而這些組織對抵抗力來說又十分重要。當治療成功地改善引流狀況時，間質的毒素得以清除，抵抗力也因此得到改善。

即使腫瘤環境已經在身體裡形成，甚至還為致癌的寄生蟲與癌細胞提供生長與繁殖的溫床，但已經大幅降低的防禦能力可能還是足以應付這種窘境。只要非特異和特異的保護因子的數量仍然足夠，腫瘤的發展就還是會受到制衡。不過，當保護因子因為某些原因而再也無法有足夠的數量時，這種情況就會逆轉。當新生的保護因子數量與毀滅性的癌細胞數量旗鼓相當時，就會產生不穩定的狀況，因而容易導致永久性的失衡狀態。

在1880年，本內科（Beneke）將衰退的抵抗力（指的是現有的防禦能力與需求的防禦力之間產生相對失衡的狀況）連同腫瘤環境稱為「致癌素質」（carcinogenic diathesis）。我在1953年建議，這種狀況應該稱為「體液的癌前病變」或「初級的癌前病變」。

體內的第一個癌細胞

癌症出現的另一個必要條件，當然就是出現「第一個癌細胞」。癌細胞出現在體內的位置應該不是隨機的，而是先從早期傷害所造成的「弱點」出現，因為那裡的抵抗力最差。如果身體的環境異常，而且某個先前已經受損的器官又不斷受到傷害，就會使該器官的組織產生改變。這種狀況未必一開始就是惡性的，但是如果傷害的影響持續下去，那麼總有一天就會變成惡性的。有些癌症確實會因為局部組織

發生慢性改變，而使癌細胞發展或腫瘤出現，這種情況一般稱為局部衍生性癌前病變。

很明顯的，除非已經有初級的癌前病變存在，否則衍生性癌前狀態是不可能有所發展。當病人開始接受治療時，初級的癌前狀態自然需要考慮進去。

看起來再不起眼的慢性疾病，都可能會發展成癌前病變。慢性胃炎、慢性胃潰瘍、吸菸者罹患的慢性支氣管炎、慢性膽囊炎或子宮內膜炎等，都可能在受影響的區域裡為黏膜性癌症創造出合適的發展條件。良性腫瘤可能會先在這些地方出現，例如息肉或乳突狀瘤，若傷害性的刺激繼續下去，就可能會進一步發展成癌症。但就大多數個案來看，惡性腫瘤似乎是從先前已產生慢性傷害好一陣子的黏膜直接長出來的，而非從良性腫瘤發展而來。貝克（Becker）認為，除非身體之前就在慢性發炎，否則絕不會發展出惡性腫瘤——甚至包括因為職業病而導致的腫瘤。而發炎是否會導致惡性細胞增生，取決於發炎持續時間、該區域局部的狀況、致癌因子存在與否、身體的排毒能力是否愈來愈差、是否有誘發因子。

> **慢性傷害不容小覷**
>
> 雖然良性腫瘤（例如息肉或乳突狀瘤）如果持續受到傷害性刺激，可能會進一步發展成癌症，但就大多數的個案來看，惡性腫瘤似乎是從先前已經產生慢性傷害好一陣子的黏膜直接長出來的，而非從良性腫瘤發展而來的。

癌前期階段

菲爾紹認為，**每一種癌症都有它的「癌前期」。**

一般來說，癌前期多半只有很少的症狀，甚至是沒有症狀，因此

Chapter 5

經常未能被診斷出來。結果很不幸的，這使得大多數的惡性腫瘤看起來就像是突如其來的不速之客。

初級癌前病變是否會（且何時會）沿著衍生性癌前病變一步步發展成惡性腫瘤，取決於很多因素。在有些個案裡，生理或心理的觸發合併了先前容易罹患疾病的傾向，如此一來腫瘤就會發展得非常快速。在其他個案裡，先前受到損傷的地方出現良性腫瘤，花了很長一段時間才無聲無息地發展成惡性腫瘤。

壓力會導致身體的免疫力受到抑制，因此當有愈來愈多壓力賀爾蒙出現時，就會使防禦性間質器官的功能受到侷限和抑制。身體健康的人就算面臨非常大的壓力，這些壓力都不會對他造成危險，只會有暫時性的影響。但是，一個人若處在慢性疾病的狀態，免疫力受到抑制的情況就可能造成致命的後果，任何嚴重的壓力狀況都會讓身體的防禦力在某段時間處於門戶大開的窘境。

身體防禦力可以對抗先天性和殘餘的毒素，對抗感染的病灶（尤其是牙齒和扁桃腺），對抗從上皮表面（如腸子）進入身體的毒素。因此，當一個人處在壓力的狀態下，平常能阻礙各種具有高度危險毒素的屏障於是失靈，使毒素無法無天地在身體裡散布。這些毒素會在所有組織裡產生毒素作用，在細胞和體液環境裡影響整個身體。

進一步來說，已存在的衍生性傷害——包括對防禦系統的損害，也將會無可避免的惡化下去，在體內累積的毒素也會對防禦系統造成愈來愈大的負擔。同時，它們還會阻礙間質的活動，進一步降低間質的效能，最後讓間質喪失防禦能力。

壓力導致免疫力受到抑制的情況愈嚴重，抑制的持續時間愈長，間質喪失防禦力的情況就愈快發生。

如果早期傷害已經形成,或後續生成一個「弱點」,生理上的創傷(例如受傷或瘀青)也可能變成發病的誘因,此時如果初級癌前病變已經發展成熟,舉例來說,如果胸部有結節病變時,那麼瘀青就可能會引發乳癌的發展。

早期症狀難以察覺

腫瘤只會在有癌細胞的地方生長。第一次生長——也就是原發性腫瘤,傾向於長在受到癌前病變影響的區域,那個部位同時也是「第一個癌細胞」出現的地方。從這個原發性腫瘤開始,癌細胞開始移行,透過血液以及淋巴管道通往身體的每個部分。在某些情況下,它們可能會形成續發性腫瘤,或稱為腫瘤轉移。

當我們把原發性腫瘤切除,之後又有新的腫瘤出現,這個新的腫瘤就稱為「復發」。如果新腫瘤長在和原發性腫瘤相同的地方,就稱為局部性復發;如果新腫瘤長在原發性腫瘤附近,就稱為區域性復發;如果新腫瘤轉移了,就稱為轉移性復發。

惡性疾病也可能一開始就是全身性、系統性的疾病,例如:

- **骨髓增生:**骨髓的惡性疾病。
- **淋巴組織增生:**淋巴系統的惡性疾病。
- **淋巴肉芽腫疾病(又稱Hodgkin's disease,霍杰金氏病):**淋巴結發生惡性改變的狀態。

根據包爾(K. H. Bauer)的看法,惡性腫瘤有以下特徵:

一、自發性生長。

二、恣意地繁殖與破壞。

三、擁有轉移的能力。

四、只要身體裡還有殘餘、未受摧毀的癌組織，就有再復發的能力。

　　一般而言——無論就主觀或臨床經驗來說，在發現腫瘤之前，不會有任何徵象或症狀可以讓我們對腫瘤進行分級，就算是在腫瘤形成的早期階段，也不會有任何症狀可以提醒人們腫瘤的存在。因此，**有三分之二的惡性腫瘤在被診斷出來時就已經為時已晚了**，這樣的狀況使得手術和放射治療都起不了什麼作用。雖然不同種類的癌症在發展上可以有非常大的差異，但是它們多半一開始都是很隱晦且難以察覺到的。一般來說，只有當腫瘤附近的神經因為壓迫或浸潤而受到傷害時，病人才會感受到惡性腫瘤帶來的疼痛。在大多數的個案裡，仍處在腫瘤早期階段的病人通常感覺不到疼痛。

局部的早期癥兆

　　皮膚、舌頭、嘴巴黏膜、咽部、喉部、子宮或內臟器官等處的潰瘍一直好不了，可能就是惡性腫瘤的早期癥兆，而在潰瘍底部呈現如火山口般的凹陷是胃癌、腸癌以及呼吸道癌的特徵。

　　當腫瘤潰爛或浸潤其他組織時，血管就會有缺口，導致發生出血，例如，子宮異常出血可能是子宮癌的第一症狀、泌尿道腫瘤可能透過血尿昭告它們的存在、肉眼可見的糞便血液痕跡可能是結腸腫瘤的第一徵象，而從小腸和胃裡的腫瘤所流出的血液，通常不易察覺。

如果腫瘤出現在器官壁上或接近任何一個中空的器官，一旦體積變大，自然就會壓迫到器官，讓器官內的通道受到阻礙。舉例來說，食道腫瘤可能會讓病人覺得吞嚥困難；胃部腫瘤可能影響胃的正常排空；腸道腫瘤可能會導致糞便滯留，有些甚至會造成完全阻塞。

生長迅速的腫瘤通常會導致周遭的器官受損或穿孔，胃癌可能會穿透進大腸或胰臟，食道癌則可能穿透呼吸道或主動脈。

從上述對於癌症局部症狀的描述來看，可以知道我們首次察覺到的，通常是腫瘤所造成的併發症。但是，現在讓我們回頭看看一般的症狀，誠如我們所知，癌細胞的成分與它的代謝物毒性很高，因為如此，腫瘤的生長總會伴隨著宿主器官不斷中毒的情況，而結果就是導致衰竭、喪失活力和其他非特定的一般症狀。

當腫瘤組織分裂時，身體持續中毒的情況會變得更嚴重，因為**腫瘤組織分裂時所出現的毒性胺，會導致身體重複中毒**。病患身體的憔悴與惡化，必須首先歸咎於這種中毒和重複中毒的情況，如果進食量和食物利用效率也跟著減少的話，這種情況就會發展得更為迅速。

有些病人就算到了腫瘤的末期階段，還是沒有任何一般性的症狀，甚至還處在看似健康良好的狀態裡，使得真相一直沒能得以顯現。這些人的身體對腫瘤沒有反應，無論疾病如何挑釁，身體依舊不動聲色，直到最後癌細胞如野火般燎原，察覺到的時候多半已經是致死性的末期了。

這種病人也許是最不幸的一群，他們若能在早期就出現症狀，就可能會去看醫生。假設病人了解最新的癌症治療方法，也許他們就能透過融合了全身療法與免疫療法的方法而獲救，而不是透過手術、放射線治療或化療。

Chapter6
在全身療法中納入免疫療法
啟動身體的防禦力

Chapter 6

Point

- 免疫力指的是人體對特定疾病的抵抗力狀態,而免疫療法則是以免疫的原理來處理疾病的方法。
- 1981年,德國科學家馮・貝林把綿羊的血清注入到垂死的白喉病人體內,製造出免疫作用,這正是免疫學的第一個黃金時代。
- 身體是透過一個複雜的系統,來處理數量龐大的病原微生物資料。這個系統的主要因子是淋巴細胞,淋巴細胞是由糊狀、略帶紅色、用來製造血液成分的骨髓中內含的幹細胞所製造而成。
- 免疫系統就像警察一樣,能防止不正常的細胞存活和繁殖,身體每天都會產生好幾千個異常的細胞,它們都是潛在的癌細胞。免疫系統能在這些異常細胞開始分生之前,就認出並摧毀它們,而弱化的免疫系統無法確實執行這項任務。
- 癌症患者接受的治癌三大療法(即手術、化療、放射線療法),都將程度不一地抑制病人的自然免疫力。
- 主動免疫是將分生自人類或動物腫瘤的活性或減毒的腫瘤細胞,或是將活性或減毒的致癌寄生蟲接種到人體內,藉此刺激人體的內生性反應。
- 被動免疫可藉由在病人身上注射抗體而產生,這些抗體是取自曾反覆接種疫苗的健康動物或人類體內。被動免疫能夠摧毀腫瘤細胞到某個程度。
- 免疫療法會讓癌細胞被分解,讓宿主產生劇毒的代謝物而導致再次中毒。這種狀況會在腫瘤部位引發局部性的反應,並且可能伴隨著疼痛和發炎的症狀,或是全身性的發熱反應,因此必須進行最完備的照顧以消除這些不適,並從最小的疫苗劑量開始,然後非常緩慢地增加劑量。

早期有些觀察家說，人體的癌症之所以會出現讓人無法解釋的舒緩，是因為病人的免疫反應在發揮作用。直到現在，我們才能在實驗室裡驗證上述的觀察，並且妥善應用免疫學的程序來預防、診斷和治療癌症。

很明顯的，免疫療法這種治療癌症的模式，有它非常重要的角色。免疫療法是醫療科學的分支之一，它研究的是人體對疾病的免疫力；免疫力指的是人體對特定疾病的抵抗力狀態，而免疫療法則是以免疫的原理來處理疾病的方法。

還有一點我們也必須考量的是，在全身療法的架構裡採取免疫療法，似乎對於治療癌症能產生更大的成功機會。在我個人的診療經驗裡，免疫療法成功的比例很高，在過去二十年裡，我將自己的經驗以及大約8000名以免疫療法治療的癌症個案加以整理，得到的回應是他們的壽命有了讓人振奮的延續。

免疫療法的困境與曙光

免疫療法之所以至今尚未能獲得人們更大的重視，我認為有四個原因。首先，先進的放射線療法使免疫療法黯然失色，後來又出現了化療讓它更黯淡無光。身體對微生物疫苗的劇烈反應通常是無法預測的，沒有任何一種標準的實驗室流程，能在一開始就試驗出不同微生物製劑對抗腫瘤的效果，我們也無法立即得到對任何作用的機制上的

> **何謂免疫療法**
>
> 免疫力是醫療科學的分支之一，人體對特定疾病的抵抗力狀態，而免疫療法則是利用病人自身的免疫力來處理疾病的一種醫療方法。

Chapter 6

解釋。正是因為如此,我們很難設計出一個研究計畫來說明微生物製劑對癌症的作用,藉此提供我們一些線索,告訴我們免疫療法到底應該如何廣泛地使用。

自1950年代中期以來,隨著免疫學研究兩大必備條件——組織移植技術的基本原理日漸明朗,以及動物近親交配技術的發展——人們也因此開始對腫瘤免疫療法出現蓬勃的興趣。但是即使如此,對許多醫生來說,免疫學的一切規則依然是他們在處理癌症時最複雜難解的部分。

和其他療法相比,免疫療法就像是被一團迷霧給包圍了一樣:它擁有自己的語言,而且常有人說,有時候連免疫學家們自己也無法完全了解彼此。

之所以如此,其中一部分原因是因為「現代」免疫學還是一門十分新的科學,它要到1980年才能慶祝它成立的二十五週年,而傑出的澳洲免疫學家諾塞爾(G. J. V. Nossal)稱當時為「免疫學的第二個黃金時代」。

隨著證據不斷地累積,人們相信,有些出現在人類身上的癌症,其實和很多動物的癌症一樣,是由病毒所製造的。

最後的驗證姍姍來遲,因為那樣的病毒常常以非常隱匿的形式存在於癌細胞之中,因此無法輕而易舉的查證——還是透過免疫的手段才讓它們露出馬腳,因為我們偵測出能標記隱藏病毒的抗原。在免疫學的術語裡,抗原是指任何被身體認定為不是「自身」的物質,進而引起身體製造抗體來與之抗衡。

> **抗原**
>
> 「抗原」,指的是任何被身體認定為非「自身」的物質,抗原的存在會引起身體製造抗體來與之抗衡。

就算病人的腫瘤裡沒有「完整」的病毒存在，但是透過病人的抗體與體內腫瘤細胞抗原之間的反應，我們還是可以辨識出導致腫瘤的病毒為何。今天，我們對於人類肉瘤（癌症的一種）的研究，是一個絕佳的例子。

截至目前為止，我們都還無法穩定地讓這種腫瘤裡的病毒現出原形，但許多長了這種肉瘤的病人，他們的血清還是有會與人類肉瘤上抗原出現反應的抗體，因此被認為屬於致病（causative）病毒；如今我們也在人類其他的腫瘤裡發現類似與相關的情況。

我們最立即且重要的挑戰是，辨識出相關的抗原，藉此發現有哪些癌症彼此相關，並且是由同一個病毒所導致的。

今天，人們普遍的共識是，每個微生物物質在癌症的出現上都有可能發揮作用。在過去十年裡，人們花了很多心力去研究，到底哪一種微生物才是引發癌症的罪魁禍首，其中，有些研究者主張病毒本身就是導致癌症的元兇，還有些人說像病毒的有機體——黴漿菌，才是禍首。還有許多狀況顯示，也許是同一種致癌因子同時出現在病毒和黴漿菌裡，甚至以類似細菌的形式出現，這種現象就是所謂的多形性變化（pleo-morphism）。

在腫瘤裡發現的抗原，可以就早期診斷癌症的部分，提供我們一個新的理論依據，有些抗原可能會在血液裡出現，因此可以透過製造個別的抗體來偵測。

這些針對抗原迅速又敏感的檢驗法被尋找出來，且持續發展，對於成功的早期診斷有非常重要的地位。這雖然只是免疫學研究的其中一個途徑，但已經顯示出免疫學的「再現黃金時代」正處在向上攀升的階段。

Chapter 6

免疫療法的起源

要更了解人們為什麼會對於人體的免疫機制再次興起興趣，我們必須回過頭去看看免疫學的第一個黃金時代。

英國外科醫生愛德華・金納（Edward Jenner，西元1749至1823年）幫一位八歲的男孩接種取自牛痘膿皰的液體，成功地讓男孩抵抗了毒性更強的天花，因而成為「免疫學之父」。雖然金納對免疫系統一無所知，但他藉由觀察發現，常常靠近長牛痘乳牛的擠乳女工很少感染到天花；當然，金納本人並沒有找到癌症的解決之道，但接下來的幾年，他開始有一種假設：也許身體的自然免疫防禦力會對抗疾病因子，而只有當防禦力的負擔超載的時候，疾病才能肆虐到奪走人命的地步。

一直到1850年代，路易・巴斯德（Louis Pasteur）發現細菌的存在並提出疾病的細菌理論以後，科學家才開始認真思考身體擁有辨認並打擊疾病因子的機制。於是，人們開始探討用有效的免疫療法因子來強化生病時的自然防禦力。

1891年的耶誕夜，是免疫學史上戲劇性的轉捩點。在柏林一家診所裡，一個德國女孩因為感染白喉而面臨生死交關，當時她處於休克狀態，她的主治醫師非常絕望。很偶然地，在那天深夜裡，還在柏林的大學診所工作的知名德國科學家馮・貝林（E. A. von Behring）知道了這個困境。在此一年之前，他成為「抗體（Antikörper）」的共同發現者，這種物質會在感染之後出現在血流裡，而動物實驗已證明它能夠中和毒素。馮・貝林後來又在進一步的實驗裡，成功地接種治癒一隻身上存有白喉抗原的綿羊。

在全身療法中納入免疫療法

　　1981年的耶誕夜深夜，他決定讓那位垂死的孩子成為全世界上第一個為人所知的免疫學「白老鼠」。他把綿羊的血清注射到小女孩的身體，因而製造出**被動的免疫作用**，也就是把某個動物或人類製造出的抗體，移轉到另一個動物或人類的血液裡；到隔天耶誕節的清晨，這個孩子已經開始復原。

　　馮・貝林這一次充滿膽識的決定，讓他在十年後獲得了第一屆的諾貝爾醫學獎，因為那個孩子的完全復原對於免疫學來說是一個十分重要的里程碑。事實上，這件事是醫學上首次治癒了一個嚴重的傳染性疾病。

　　在1891年，位於世界另一端的美國，一位極有天賦的外科醫生威廉・科利（William Coley），觀察到他的癌症病人從某些感染中獲益，因此他也開始進行一系列的實驗。

　　他將混合的細菌毒素選擇性地注射在一些病人身上，藉此引發可能會改變惡性腫瘤的病程。然而，科利其實並不完全了解他所引起的免疫過程究竟是如何阻止了癌症的發展。

　　他在1893年把他的毒素注射進一個年輕男孩身上，這個男孩患有無法切除也無藥可醫的腫瘤，科利的勇氣讓人佩服，如果他失敗了，他很可能會受到同業的嚴厲抨擊。

　　結果，他最後得到巨大的成功做為回報：男孩的腫瘤在幾天內萎縮了，而且在短短幾個月之內竟完全消失了。之後，科利總共治療了483位病人，每一個個案都在診療上有了明顯的好轉。後來，有人對他的記錄進行評估，發現其中有283位病人比預測的壽命多活了5到72年。也許正是因為科利的見識遠遠超越了他身處的時代，才會讓他的著作一直乏人問津。

Chapter 6

免疫學和腫瘤

儘管如此,免疫學還是逐漸成為一門受認可的科學,因為它漸漸能夠以人們可以接受的科學理論來解釋身體的抵抗能力。醫生開始明白,就傳染性疾病的個案來說,當我們判定一個疾病的病程時,身體的內在環境以及抵抗力遠比病原體本身要來得重要得多。

當科利著手接種他的毒素時,德國研究者舒爾倫(Scheuerlen)已經在1886年發表論文,他認為癌細胞內含一種特殊可移動的癌症桿菌,這種桿菌可被培育和轉移,並導致身體原本健康的動物產生腫瘤。他的發現對日後整個癌症研究有著重要的意義,因為它揭開了人們不斷尋找引起癌症的病原體的序幕。此外,他的發現還為這個理論奠定了基礎——如果某種微生物確實是造成癌症的部分原因,這只是更加證實了癌症是一種全身性疾病的看法。

由此,我們可以進一步假設說,無論是哪一種感染,當身體的**抵抗力和內在環境受到干擾,那些微生物才會導致癌症**。這個觀點讓十九世紀研究癌症的科學家在面對許多問題時,能夠得到讓人滿意的解決方法。它為人們提供了一幅清楚的圖像,說明為什麼不是每一個患者都會發展出癌症,以及為什麼某個病人會得到癌症,而其他病人卻不會。

後來,許多醫生透過觀察發現,當同時存在的某些疾病(例如壞疽、天花以及丹毒)惡化時,腫瘤會萎縮,甚至消失。這一點又證實了金納早期著作的觀點:若同時存在的感染引發體溫飆升,這往往對於抑制惡性腫瘤的生長有益處。

在免疫學的道路上,人們逐步探索身體防禦力的理論基礎,然

後進一步的證實這些論點。在1891年，波蘭病理學家阿達姆凱威茲（Adamkiewicz）在維也納的帝國科學院報告說，他從癌細胞裡取得一種稱為「抗癌素」的物質，可以讓惡性腫瘤萎縮。在接下來的幾年裡，他使用這種藥物並發表了一連串十分驚人的治療成效報告。

1895年，里歇（Richet）與赫伊考特（Hericourt）嘗試將被動免疫應用在癌症的治療上，他們利用的是先前被接種癌細胞的動物所製造的血清，報告顯示，其中有一部分病人的病情出現好轉，而且症狀通常是腫瘤的體積大幅縮小。

在免疫學療法領域更進一步的成功案例，是在1902年由凡・萊頓（E. von Leyden）、布羅曼索（F. Blumenthal）與詹生（C. O. Jensen）提出的。同年，一位法國外科醫生多伊恩（Doyen）也宣布，他成功地以一種製備於他所謂的新型微球菌（micrococcus neoformans）的疫苗，治療了人體表面和深層的腫瘤。他利用減毒培育的病原體治療病患，發現在242位病人中，其中有42人的病況改善，其中大多數的人曾被認定是無藥可救。他在1903年把他的發現發表於在馬德里舉行的國際醫學大會。

抗原理論

1903年，保羅・埃爾利希（Paul Ehrlich）發表了一系列引人矚目的動物癌症報告，為自己在日益蓬勃的免疫學文獻裡贏得一席之地。而在今天，有些地方很流行抨擊埃爾利希的作品，說他的作品「**毫無價值可言，因為欠缺適當的研究方法。**」在1970年，大英帝國在諾丁漢的癌症研究運動實驗室主任羅伯特・鮑德溫（Robert Baldwin）就曾經

Chapter 6

批評他說：「埃爾利希對於移植免疫學的背景完全無知，並且在這種情況下工作⋯⋯以至於製造出一種完全混亂的氛圍，同時，過早期待接種疫苗能夠治好癌症，結果取而代之的卻是他的方法受到人們完全的唾棄。」

然後，世界級的免疫學權威諾塞爾，則和我一樣，傾向於以比較寬容的態度來看待埃爾利希，並且承認埃爾利希是二十世紀早期德國科學界的一位優秀人物。埃爾利希是一位傑出的化學家，又同時對生物學有著很深的興趣，他十分著迷於微生物的世界，以及宿主與寄生蟲之間的關係，而「身體形成抗體的能力」這個領域才是最符合他的興趣的。

他的夢想是把化學和生物結合，透過建立「黃金子彈」為傳染性疾病提供合理的療法；黃金子彈能夠在血管裡移動，對微生物施以某種毒性作用，同時讓宿主的組織完好無缺。他發現可以用含砷的藥物來治療梅毒，這是他部分的夢想得以實現的典型例子。

在1897年，埃爾利希成為史上第一位為抗原形成建立起連貫性理論的人。他的側鏈理論指的是細胞擁有化學團（或稱側鏈），有些會在完全偶然的情況下，出現符合抗原的化學團，這樣自然會影響細胞裡各種正常運作的側鏈，讓細胞再生出更多側鏈。埃爾利希認為，抗毒素代表的是側鏈在再生的過程中過度增加，因此從原生質中離開然後以自由移動的狀態存在。

從現代的標準來看，埃爾利希的說法或許不是很精準，我們也許還可以說，埃爾利希對於癌症病因學沒有任何直接貢獻。但是，就像諾塞爾的看法一樣，埃爾利希做為免疫學一位偉大的先驅，我認為他的名字會永遠受到世人銘記。

癌症免疫療法的成形

當埃爾利希提出他的抗原理論時，另一個德國醫生施密特（O. Schmidt）也在他的著作裡表現出對特定癌症免疫療法的濃厚興趣。他在1903年成為第一個用免疫療法讓腫瘤萎縮的人，在接下來的兩年裡，英國和德國的科學期刊登載了許多施密特的論文，這些論文描述了他的方法以及他用自己調配的藥物——也就是抗分生黴素（Antimeristem）——所獲得的結果。他在1911年發表一份論文，裡面涵蓋了304位癌症病人，其中192人反應良好，而且86人的腫瘤完全萎縮，28人完全痊癒，無論就哪一個面向來說，這都是讓人震驚的輝煌紀錄。

在1910年和1920年之間，瑞士洛桑（Lausanne）的奈貝爾（Nebel）使用一種疫苗來治療無藥可救的病人。幾乎和施密特的狀況如出一轍的是，報告顯示奈貝爾結合免疫療法和順勢療法，成功地改善病人的內在環境。奈貝爾特別強調「疏通」的重要性，例如引流，身體如果缺乏有效的「引流系統」，免疫療法便無法見效。正如你所料的，癌症病患幾乎很少人有良好的引流系統，奈貝爾也鉅細靡遺地描述如何讓身體恢復通暢。

在過去的多年裡，一份接著一份研究顯示，**免疫系統運作不全或完全失靈，確實會讓身體無法抵抗內在或外在的感染**。在歷經這麼久之後，有不只一位傑出的科學家直言，以我們目前擁有的癌症研究結果為根據的治療原則，其實是有錯誤的，因此，如果想發展出一個更有效的治療方法，我們必須以完全不同的觀點來面對癌症。這種治療癌症的觀點，正是我憑著自己一輩子的臨床經驗而不斷大聲疾呼的！

Chapter 6

黴漿菌和癌症

在1920年代和1930年代的學術期刊裡，人們以免疫學的語彙主張說，我們必須把癌症看成是一種全身性疾病。這個觀點受到研究學者們的支持——如維也納的法蘭茲・格拉赫教授，他同時也發現了上皮細胞癌和肉瘤裡面的黴漿菌類微生物。

自從1958年開始，格拉赫教授開始在我的診所裡擔任微生物研究中心的主任，他填補了證據裡缺失的一環——也就是黴漿菌類微生物在腫瘤生長裡所扮演的角色。

他在一系列的實驗研究裡，從腫瘤中取得了一個純粹的黴漿菌類微生物進行培養，透過將這種含劇毒的純培養物以積存接種（depot inoculations）的方式，在動物體內製造出各種不同的惡性腫瘤和血癌。後來，他透過減毒黴漿菌培養的方法得到疫苗，讓動物與人類體內的惡性腫瘤萎縮。

經過十年的研究，格拉赫首次於1937年發表他第一個有關黴漿菌的理論，他表示，所有人類和動物的腫瘤都具有像病毒的物質。格拉赫的眼光超越了他的時代，當時很少有腫瘤學家能夠理解他的理論；後來在戰後時期，研究家繼續追隨並擴展格拉赫早在二十年前就開創的道路，這些後進的研究家都提到黴漿菌就像一種細菌或類胸膜肺炎的微生物。

當人們繼續研究時，格拉赫製造了一種疫苗，並且公開該疫苗能有效對抗癌症的證據。那個疫苗能造成身體製造對抗黴漿菌的抗體，而且這些抗體只會攻擊惡性組織，不會造成任何健康細胞或器官發生原發或衍生性的傷害。

淋巴細胞的免疫模式

　　距離格拉赫的實驗室大約1萬9300公里之遙的巴伐利亞，有另一位受人尊敬的病毒學家——麥克法藍·博內特爵士（Sir Frank Macfarlane Burnet）。博內特在1950年代為免疫學和人類成就了另一個大躍進，在他澳洲墨爾本的實驗室裡，博內特傾盡智慧試圖回答一個埃爾利希在四十年前就努力探究的問題：免疫系統的辨識能力——也就是淋巴細胞，如何區分什麼是「自己」和什麼「不是自己」？身體如何在排掉體內老舊或不想要的成分（例如在沒有出現明顯的免疫反應下，清掉老化的紅血球）的同時，透過抗體的大量形成處理來自外在環境的外來物質？

　　博內特相信，這整個有關自我辨識的問題，對於完全了解抗體的形成而言，有著非常大的重要性。在做過許多動物實驗後，博內特提出的理論認為，身體是透過一個複雜的系統，來處理數量龐大的病原微生物資料。這個系統的主要因子是淋巴細胞，而淋巴細胞是由骨髓中糊狀、略帶紅色、用來製造血液成分的幹細胞所製造而成。

　　一旦淋巴細胞被生成後，它會發展成兩種不同的細胞：**T細胞和B細胞**，這兩種細胞各自在免疫反應裡扮演重要的角色。經過胸腺區域的淋巴細胞會變成T細胞，它是所謂「細胞媒介免疫」現象的主要媒介。T細胞負責抵抗外來物質以維持身體的生物獨特性，當微生物對身體造成威脅時，巨噬細胞會像核能

> **抵禦外敵的淋巴細胞**
>
> 　　淋巴細胞由幹細胞生成，再發展成T細胞和B細胞：
>
> 　　T細胞會抵抗外來物質，以維持身體的生物獨特性；B細胞產生的抗體，能將自己附著在敵人身上，讓敵人更容易被察覺。

Chapter 6

的早期預警系統一樣運作,當微生物接觸到巨噬細胞時,巨噬細胞會啟動免疫警報,派出T細胞去圍堵並以化學的方式消滅外來物質。

當身體收到被攻擊的紅色警戒時,B細胞就會自動被刺激而產生抗體,抗體會將自己附著在敵人身上,**讓敵人變得更容易被察覺**,因而可以被迅速破壞掉。外來物質被化學性成分溶解後被回收進身體中,再成為廢物被排泄掉,完成整個破壞的過程。

在1950年代中期,也就是免疫學「第二次來臨」的黃金時代,博內特和甫就任為紐約史隆-凱特琳癌症中心(Sloan-Kettering Cancer Center)主席的路易斯・湯馬斯博士(Dr. Lewis Thomas),認為免疫系統和癌症生長之間是有關連性的。他們認為,免疫系統除了保護身體免於受外來物質侵害之外,它還像警察一樣地工作,藉此防止不正常的細胞在人體內存活和繁殖。他們提出說,身體裡的細胞不斷自我複製,每天都會有好幾千個異常的細胞產生,這些異常細胞在基因上有變異,而且都是潛在的癌細胞。

一般來說,免疫系統會在這些異常細胞開始分生之前,就認出並摧毀它們,但是,當人體的防禦系統因為任何原因而弱化,就無法執行上述的任務。此時,惡性細胞會增殖,不斷自我複製到危急的程度,然後開始侵襲正常組織,最後甚至讓宿主死亡。從這裡來看一切都很清楚了,就像現今史隆-凱特琳癌症中心的主席羅伯・古德博士(Dr. Robert Good)所說的,**人類活在一片滿是微生物的汪洋裡,而免疫系統則是他的保命符。**

古德和他的研究團隊在1973年報告說,他們觀察到癌症和讓患者無法抵抗感染的免疫缺損疾病之間,有著高度正相關的關係,而這個發現和我個人的診療經驗相當吻合。

雖然重新活化免疫系統向來不是一件簡單的事，但是我們將在稍後看見，今天我們確實有一些免疫的途徑，能讓我們用來刺激自然的抵抗力。

馬泰（Mathé）認為，特異性免疫治療的定義是，刺激免疫系統來對抗和腫瘤相關的抗原；非特異性免疫治療，則是透過「輔助劑」（adjuvants），對宿主的免疫系統進行一般性的刺激。換句話說，免疫學允許兩種方式存在，它們基本上是特異性免疫及免疫反應的強化。

特異性免疫作用根據一個被反覆確認的原則運行：一旦某個特定的癌症抗原被確認後，我們會讓它處在最有利引發免疫反應的狀態下，讓免疫反應摧毀那些帶有這種抗原的癌細胞。這其實只不過是用來對抗任何傳染性疾病的標準疫苗技術的一種延伸，這種癌症療法的效果，目前仍有待我們想辦法去完全發揮它。

就像我們先前討論過的，最大的問題是全盤了解免疫抵抗力如何從一個人身上轉移到另一個人身上，這對免疫能力有不明缺陷的癌症病人來說是最重要的事。

研究再次顯示，人們接受的癌症三大療法（手術、化療、放射線療法），都程度不一地抑制了病人的自然免疫力。對於接受過手術、放射線療法以及化療的病人，我們都有一個特別的治療目標，那就是試著補充他們「預先形成」（preformed）的抵抗力，這種抵抗力以免疫細胞或次細胞物質的形式存在。這種治療方法稱為「過繼性」（adoptive）免疫作用。

強化免疫反應之所以很複雜，是

為了恢復健康，卻破壞了健康

許多研究都一再顯示了一個事實：癌症患者接受的癌症傳統三大療法（手術、化療、放射線療法），都將程度不一地抑制病人的自然免疫力。

Chapter 6

因為**就算是一個身體健康的人，他的免疫能力也並非取之不盡、用之不竭的**。我們現在知道，人體產生抗原反應的抵抗力，它的最大有效值會隨著年齡的增長而逐漸遞減，而且任何一種嚴重疾病都會對它產生不利的影響。

這世上多的是會抑制身體自然抵抗力的癌症藥物以及其他物質，但同時，我們也有其他能夠用來提升免疫反應或讓既有免疫力更有效的藥。

動物實驗已經清楚地顯示，免疫反應是可以被提升的，最能夠促進免疫反應的藥劑，取自於細菌和真菌的產品，如果對動物施以這類疫苗，它們便能對特定種類的癌症如同對細菌和病毒引起的感染一樣，有更強的抵抗力。

免疫療法的實際應用

想要知道免疫療法的實際應用，我們必須對免疫系統的運作有相當程度的理解，其中有些部分還基本到我完全不需要解釋。在免疫系統出錯之前，它究竟是如何進行運作的？我們必須對此有詳細紮實的基本認識。無論從醫學的哪個方面來說，做到這一點是相當重要的。

人體的抵抗力

我們應該先試著回答最基本的問題：什麼是抵抗力？

但其實，這個問題並沒有答案。從一開始，我們就有兩種被動的抵抗力：結構性抵抗力，以及代謝性抵抗力。

所謂的結構性抵抗力，顧名思義就是一個細胞的結構能夠阻擋來自表面上皮的外來物質入侵。當入侵的外來細胞貫穿結構性抵抗力之後，代謝性抵抗力才會發揮作用，在這個節骨眼裡，入侵者為了繼續活下去，它必須鎖定其他代謝物和酵素，而代謝性抵抗力的作用就是確保這種情況不會發生。

接下來，是主動的抵抗力，指身體透過反擊而阻擋微生物入侵的能力，好讓入侵者在身體裡取得感染據點之前就被殲滅。這種防禦過程有幾個生物性的重點：

一、**它保護身體免受外在環境中許多致突變性物質的侵害。**這種保護可以延伸到保護身體免受宇宙輻射的副作用——每一年，人體至少會被1000萬個高能量的宇宙輻射超微粒子給穿透，免疫系統則確保這潛在性的致命攻擊能被有效地擊潰。防禦系統有數不清的威脅要防禦，而宇宙輻射只不過是其中一種可能導致人體組織產生突變的危險。

二、**免疫系統的核心，在於它擁有能夠辨識出每一個異常細胞的能力**，然後再透過一種被我們稱為「同種移植免疫」（homograft immunity）的過程，把異常細胞摧毀。這就是我們先前討論過的，免疫系統有一種能力，能夠區分出哪些細胞屬於「自己」，而哪些「不是自己」。

三、**我們又再次了解到，腫瘤是否能夠發展，完全取決於身體的防禦系統。**如果這個系統毀損到某個程度，我們的身體就成了癌症出現的溫床，這就是我們所謂的「免疫功能缺陷」，意指身體無法根據自己的準則提供抗原性刺激。

Chapter 6

　　免疫功能缺陷的病理機轉,是根據體內免疫活性系統的結構和功能性損傷,這種傷害可能出現在胸腺、脾臟、骨髓、淋巴結、腸內的培氏斑以及其他淋巴網狀內皮組織區域裡。當免疫活性移行細胞發生功能性缺陷時,傷害也會隨之出現,造成這種傷害的成因包括營養不良、壓力、化學毒素、蓄積性中毒、菌群失衡(抗生素濫用或其他原因,致使體內正常菌群與微生物的比例產生大幅的變化)以及在胎兒期出現的缺損疾病等。

　　在許多個案裡面,免疫功能不全的問題可以由免疫療法來處理,但是,要說免疫學已經找出能夠解決癌症這個問題的答案之前,我們其實還有一段很長的路要走。諾塞爾已經指出免疫療法上的幾個重大的難題:我們仍然需要徹底釐清人類的癌症到底是什麼東西引起的,究竟是病毒、化學物質,或甚至癌症的本身就是特異腫瘤抗原?

　　我們知道惡性細胞特別容易發生進一步的突變,這可能與原本的細胞有關,也可能和變異中的抗原模式有關。諾塞爾認為,所有使用他人組織的疫苗技術,有可能會導致被接種人產生較多的抗體來對抗外來的組織相容性抗原,而不是對付比較微弱的腫瘤特異性抗原。最後,就會產生一種奇特的現象,也就是在經過主動免疫治療後,腫瘤反而增強了。因為某些我們還不了解的原因,腫瘤的體積變大了,但我們知道的是,在這些不尋常的個案裡,身體因為某些原因而無法藉由製造所需的抗體(或無法製造出足夠的量)來做出適當的反應,因此造成了預期之外的結果。

　　有了這個必要的警告之後,現在,我們可以簡短地來看看,就在我寫《抗癌大震撼!無毒全身療法》的此時此刻,免疫療法被實際應用在癌症治療的狀況。

主動免疫療法

所謂的主動免疫，是將分生自人類或動物腫瘤的活性或減毒的腫瘤細胞，或是活性或減毒的致癌寄生蟲，接種到人體內，藉此刺激人體的內生性反應。我們可以透過自體疫苗、同源疫苗或異種疫苗來做這件事。

自體疫苗可以從被接種者的腫瘤抽取物或血液裡取得，例如格拉赫製造出的同源疫苗，是從其他癌症病患的血液或腫瘤裡取得的，而異種疫苗則是從動物的腫瘤裡獲得。

雖然這些疫苗都有療效，但我們永遠無法事先知道，哪一種疫苗可以為某個特定的病患提供最有效的結果。根據我自己的診療經驗顯示，當我們預期的效果沒有出現時，比較適當的做法是從一種疫苗換到另一種。證據顯示，器官性同源疫苗比從其他來源製造的疫苗還要有效。有時候，藉由同時使用大量非特異疫苗，像是法國人卡邁特（Calmette）和介嵐（Guerin）研製的卡介苗，主動特異免疫療法的效果可以大幅提升。

在美國，勞埃德・奧爾德（Lloyd Old）對於把卡介苗應用來刺激宿主對腫瘤形成的反應，進行了許多非常有價值的研究。

法國癌症研究家喬治・馬泰（Georges Mathe）提出報告說，卡介苗雖然不是具特異性的抗癌藥物，但確實是強大的免疫增效劑，是一種可以用來刺激免疫系統的工具。當我們把卡介苗注射進一個對肺結

> **主動免疫**
>
> 主動免疫是將分生自人類或動物腫瘤的活性或減毒的腫瘤細胞，或是活性或減毒的致癌寄生蟲，接種到人體內，藉此刺激人體的內生性反應。

Chapter 6

核具有先天或後天免疫力的病人體內,疫苗將會喚起病人對該疾病的免疫「記憶」,因此製造出迅速而全面的免疫反應。

在癌症的個案中,無論是否可能,身體都會把卡介苗送往受到癌症戕害的地方,這個過程會引發複雜的免疫反應,使身體的防禦系統能摧毀癌細胞。馬泰從1964年開始使用卡介苗,使它成為「雙管齊下法」(double-barrelled approach)的一部分,藉此治療患有嚴重淋巴細胞白血病的病人。

在美國,加州大學洛杉磯分校的唐納・默頓(Donald Morton)在治療惡性黑色素瘤的病人時,使用卡介苗來活化免疫系統。在水牛城的羅斯維爾公園紀念學院(Roswell Park Memorial Institute)的埃德蒙德・克萊恩(Edmund Klein)說,1973年透過使用卡介苗引發的免疫反應來對抗惡性黑色素瘤、蕈狀肉芽腫及其他種類的癌症。

> **卡介苗的治療應用**
>
> 卡介苗雖不是具有特異性的抗癌藥物,卻是強大的免疫增效劑,它能刺激病人的免疫系統,製造出迅速而全面的免疫反應,促使防禦系統摧毀癌細胞。

被動免疫療法

藉由在病人身上注射抗體能夠產生被動免疫,而這些抗體取自曾反覆接種疫苗的健康動物或人類。被動免疫能夠摧毀腫瘤細胞到某個程度,而藉由使用非特異的物質,像是干擾素(Interferon)以及一些讓病毒去活化的輔助因子,也能夠得到相似的免疫力。

在1957年,英國的艾薩克(Isaacs)發現了干擾素,並說明當人體受到病毒、細菌、其他微生物、細菌類疫苗、真菌抽取物、某些合

成多醣體、多肌醇化合物以及相似的物質刺激時，就會製造或釋出干擾素。干擾素是一種非常好的物質，能在一到四個小時內作用，比其他免疫機制都要快得多，而且證據清楚顯示干擾素有顯著的抗腫瘤活性。類固醇和化療則會影響干擾素的製造。

就像我們之前看到的，腫瘤患者體內降低的抵抗力，主要是缺乏主動防禦的免疫細胞所導致。藉由注射取自同一群健康捐贈者的白血球（或是脾臟、胸腺或骨髓的細胞）可以矯正這種缺陷——尤其是取自那些曾經反覆接種過帶有致癌物質的疫苗而具有免疫力的捐贈者。這個步驟就是所謂的**過繼性免疫療法**。

這些免疫方法，全部都是設計用來補充或製造身體裡專門用來摧毀癌細胞的保護性物質。進行的模式有以下幾種：

一、身體內出現的所有癌症病灶都可以受到抑制，並且逐漸被刺激而萎縮。
二、四處遊蕩的癌細胞可以被摧毀，並且預防進一步的轉移。
三、癌細胞的毒性蛋白，會被部分代謝進排泄化合物（excretable compounds）裡。

腫瘤分解時的照護

全身治療代表宿主準備好要讓免疫療法實現它最大的效能，而能達到什麼程度的療效則視病人而定。

這種準備十分重要，因為免疫療法會讓癌細胞被分解，讓宿主產生劇毒的代謝物而導致再次中毒。這種狀況會在腫瘤部位引發局部性

Chapter 6

的反應,並且可能伴隨著疼痛和發炎的症狀,或是全身性的發熱反應,而送往血流的代謝物愈多,就愈容易發現這些結果。

腫瘤部位的反應性腫脹有時候可以強到周遭的空間會被暫時性壓縮,以腸道腫瘤而言,腸子的通道可能會堵塞;腦腫瘤則可能會伴隨嚴重頭痛和顱內壓上升。

我們可以應用一些方法來抵消這些讓人不舒服的效果:

首先,我們必須進行最完備的照顧,要從最小的疫苗劑量開始,然後非常緩慢地增加劑量。第二,我們必須以適當的準備來支援肝臟與結締組織的解毒能力。第三,必須刺激引流系統與瓣膜器官的排泄功能。

即使如此,病人的反應仍舊可能因為任何理由而突然發生改變,因此我們無法完全避免病人對免疫療法產生過度的反應。但是,透過使用合適的消炎藥,例如抗組織胺劑、鈣、鎂等,大致上來說還是可以克服這些反應的。

還有一點要謹記在心的是,雖然主動免疫療法能夠強化增加受損結締組織的活性,但是該組織卻無法因此而自動再生。

免疫療法的未來

1970年代,用免疫學的方法來治療癌症獲得高度矚目。誠如馬泰所說的,之所以會發生這種狀況,不僅僅是因為當今的其他方法都失敗了,所以才需要另一種輔助性的療法,也是因為主動免疫療法的行為模式和其他癌症療法不同,免疫療法能夠殺光最後一個惡性細胞,讓病人的生命得以延續。

免疫療法的未來會如何發展,取決於幾個研究計畫:

> **🔬 免疫療法的後續照護**
>
> 免疫療法會讓癌細胞被分解,產生劇毒的代謝物,這可能會造成腫瘤部位的疼痛發炎以及附近的通道阻塞,因此後續的照護相當重要。

一、研究人類的癌症裡有哪些和腫瘤有關的抗原,以及這些抗原會引起的免疫反應。
二、研究新的輔助劑,就這方面來說,我們需要研發篩選計畫。
三、研究特定疫苗的製劑。

也許上述這些真的能實現我們期盼許久的希望——為所有病人製造出永久性的免疫力。我和諾塞爾一樣,都希望、也堅信免疫技術會在對抗癌症上占有一席之地,甚至能占有主流地位。

但是,無論我們採用什麼免疫方法,無論刺激方式是被動免疫或是主動免疫,有一個部分永遠都要考慮到:我們所做的任何努力,都是要確保整個身體的防禦機制能再次被調動起來,並且正常化。

Chapter 7
全身療法的完整系統
結合病因療法和特定腫瘤治療

Chapter 7

Point

- 全身療法需結合兩種彼此不同又互補的方法。一個是基本的病因療法——活化宿主的自然防禦力。另一種方法是特異的腫瘤治療——消除腫瘤這個疾病的局部症狀。
- 神經療法的意義在於，由原發性病灶所造成的遠端症狀，可能透過局部麻醉的注射而立即移除。藉由對病灶或病灶周遭的區域注射像諾佛卡因之類的局部性麻醉藥，細胞會被再極化，而且病灶引起的遠端症狀也會消失。
- 血氧化療法可將血中的氧氣轉變成臭氧，能夠再次打擊以無氧代謝為特徵的微生物和致癌性病毒，讓它們無法在血氧化療法創造的活性有氧環境下生存。
- 熱乙醚療法能溶化致病的脂質，以及伴隨它們一同出現在組織裡的毒性化合物，把它們轉換成可運輸的形式，再透過腎臟和腸子排出體外。
- 發熱反應可以讓主動的防禦細胞動員起來，也能刺激新陳代謝，並清除儲藏在間質的多餘惰性沉著物。簡單地來說，當全身有發熱反應時，身體的自然抵抗力和復原能力會被提升到高點。
- 發熱反應還能促進毒素排除，然而，現代醫療不會把體溫升高當做一種醫療反應，反而是認為它對身體有害，甚至使用抗生素來抑制發熱，於是造成毒素沉積在細胞裡。

　　如果實際採用全身療法來處理癌症，需結合兩種彼此不同又互補的方法。一個是基本的**病因療法**，利用這種方法來活化宿主的自然防禦力。採取這種治療時，每一個措施都必須按照導致疾病的病理途徑來

量身訂做，調整到適用於每個病人身上。另一種方法則是一種**特異的腫瘤治療**，其目的是藉由一些常規的方法，包括目前最新的武器——免疫療法，來消除腫瘤這個疾病的局部症狀。這種混合的治療方法將在次頁摘要出來。此外，基礎的病因療法與腫瘤療法會同時實施。

基礎病因療法

基礎療法的目的：

一、去除所有致病因素，例如牙齒和扁桃腺的病灶及神經障礙的範圍、不正常的腸道菌叢、錯誤的飲食、外生性化學和物理因素，以及心理壓力等。

二、對衍生性傷害和腫瘤環境加以治療，藉此回復器官與身體系統的正常功能，這可以藉由一般性和替代性手段來達成。

這些基礎治療與其他所有以科學為基礎的療法一樣，都是為病人量身訂做，用來滿足每個病人的需求。有些治療是所有醫生都很熟悉的，但也有一些可能十分新穎且生疏，但即使如此，為了影響癌症的病程，為了讓那些所謂「無藥可醫」的病人延長良好的生命品質，甚至讓他們得以痊癒，我們沒有理由不善用這些治療所能帶來的效果。

我們所做的每一分努力，都應該致力於為曾經被致病因子敏感化的身體去敏感化。透過注射取自牙齒和扁桃腺抽取物，以及致病的大腸桿菌與施本格勒森（Spenglersan）等藥廠製備的自體疫苗，將可獲得良好的效果。

Chapter 7

治療系統

癌症的混合療法（以色斯，1953）

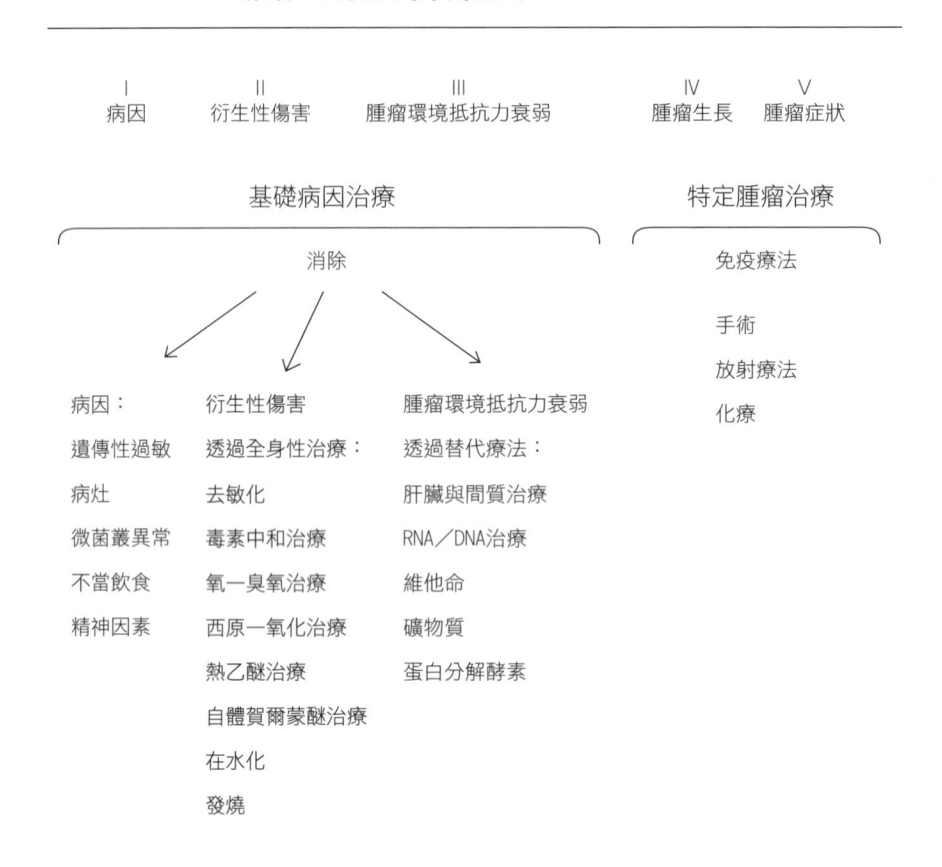

I	II	III	IV	V
病因	衍生性傷害	腫瘤環境抵抗力衰弱	腫瘤生長	腫瘤症狀

基礎病因治療　　　　　　　　　　特定腫瘤治療

消除　　　　　　　　　　　　　　免疫療法

　　　　　　　　　　　　　　　　手術
　　　　　　　　　　　　　　　　放射療法
　　　　　　　　　　　　　　　　化療

病因：	衍生性傷害	腫瘤環境抵抗力衰弱
遺傳性過敏	透過全身性治療：	透過替代療法：
病灶	去敏化	肝臟與間質治療
微菌叢異常	毒素中和治療	RNA／DNA治療
不當飲食	氧—臭氧治療	維他命
精神因素	西原—氧化治療	礦物質
	熱乙醚治療	蛋白分解酵素
	自體賀爾蒙醚治療	
	在水化	
	發燒	

神經療法

神經療法可以讓原發病灶遠端效應的症狀消失。我將在下一章討論牙齒和扁桃腺的原發性病灶，並且討論它們的清除。但就像我們之後會看到的，即使清除這些原發性病灶，我們仍必須處理遠端症狀。

每個細胞和器官，都有與其氧化還原電位同比例的位能。在病灶

裡，氧化還原電位已經損壞，細胞因此變得去極化，並且處在固定的病理性亢奮狀態中。它們傳送的脈衝頻率異常，如果身體其他地方有受損的組織就會導致共振，並且出現發炎及分解代謝，細胞會因此無法接收正常的脈衝指令，也無法回應這些脈衝；換句話說，它們不再對正常的神經刺激有反應了。

神經療法之父費迪南德・漢尼基（Ferdinand Huneke）表示，由原發性病灶造成的遠端症狀，可能透過局部麻醉的注射而立即移除。這個發現十分偶然，1929年某天，漢尼基的姊姊拜訪他在德國杜塞道夫的辦公室，抱怨她有嚴重的偏頭痛，手臂上則有局部性疼痛。為了暫時緩解手臂的疼痛，漢尼基決定為姊姊注射小劑量的速效局部性麻醉藥──諾佛卡因（Novocain），但漢尼基誤把麻醉藥直接注射進靜脈，結果他姊姊的偏頭痛幾乎馬上就消失了。這就是神經治療的開始。

誠如先前所見，病灶裡的細胞會被去極化。藉由對病灶或病灶周遭的區域注射像諾佛卡因之類的局部性麻醉藥，細胞會被再極化，而病灶引起的遠端症狀也會消失。

此外，受到局部干擾的體液和細胞環境也會逐漸正常化，壞死和浸潤的狀況會減少。若病灶不只一個，而且病灶已經在許多區域形成遠端影響，那麼只有和被麻醉的病灶所造成的相關遠端效應會消失。

此外，還有一點需要特別留意，當我們對遠端效應進行這種神經治療時，必須合併針對原發性病灶的治療方式（如開刀或其他療法）一起進行。

神經療法消除遠端影響

藉由對病灶或是病灶周遭的區域注射像諾佛卡因之類的局部性麻醉藥，原本被去極化的細胞將會被再極化，而且病灶所引起的遠端症狀也會跟著消失。此外，受到局部干擾的液體和細胞環境也會逐漸正常化

Chapter 7

臭氧療法

在德國和其他地方，以臭氧療法治療許多種慢性病已行之有年。自從1960年代開始，這種方式愈來愈常被用來治療癌症，也獲得了相當的成效。正常的氧分子是一種穩定的元素，必須有催化劑才會分解。另一方面，臭氧具有分解成氧分子和離子化（原子）氧的特殊傾向，它是一種具生物性的活性劑。當臭氧處在這種狀態下，我們可以將它注射進病人的靜脈、皮下或經直腸吸收。注射之後，臭氧會在身體裡以四種方式反應：

一、增加殺菌和殺病毒的活動。
二、活化正常和惡性細胞的有氧代謝，同時使厭氧代謝（即癌細胞的代謝方法）去活化。
三、和維他命F結合後，產生過氧化脂質。這些極度活躍的有氧催化劑，擁有和有氧酵素相似的效果。
四、和抗氧化毒性物質進行反應並去除這些物質，尤其是殺蟲劑、除蟲劑和其他通常會沉澱在結締組織與其他間質系統裡的脂溶性物質。除非清除掉這些有毒物質，否則間質的活性會大受阻礙。

就治療來說，臭氧需每週使用兩次。起初，每位病人需接受20毫升的劑量，然後定額地以5毫升的量來增加，直到最高劑量——30毫升為止。很重要的是持續治療，同時密切觀察結果，如果有些個案的腫瘤在皮膚表面，或就在皮膚下面，臭氧注入物也許就可以直接注射進受損的區域，提高立即見效的機會。

血氧化療法

血氧化療法（Haematogenic Oxydation Therapy，H.O.T.）是由瑞士工程師威利（Wehrli）所研發，自1960年代初期開始廣為使用，成為現代醫療用來對抗癌症的利器。血氧化療法和其他治療方法不同的地方在於它非常簡單，而且還有無痛的附加優點。

我們會依病人的狀況，抽取100到200毫升的血量，然後在適當的實驗室環境下讓氧氣在血液裡冒泡，這種讓血液起泡的效果，能使先前顏色呈現黑色的血液，在處理過後變成了鮮紅色。在下個階段裡，我們會用紫外線光照射血液約五到十分鐘，最後，將血液靜置一個小時來沉澱，然後用點滴的方式送回病人體內。

用這種方式處理血液，氧氣會被轉變成臭氧。結果是，充氧的血液得到和臭氧療法一樣的好處。血液本身是無菌的、正常的、重生的而且再活化的，防禦細胞也恢復了它們的攻擊能力。這些回到宿主身上的細胞，能夠再次打擊以無氧代謝為特徵的微生物和致癌性病毒，讓它們無法在血氧化療法創造的活性有氧環境下生存。同時，惡性細胞也會受到攻擊，不相容和異化的蛋白質與其他不需要的化合物，都會在血氧化療法的過程中發生化學性的改變，讓它們能夠被辨別出來然後消滅。

血氧化療法是一種每週定期的療法，可以持續到兩個月或三個月。這種方法沒有固定的時程，完全取決於幾個因素，例如病人在療程開

> **血氧化療法**
>
> 血氧化療法能夠打擊以無氧代謝為特徵的微生物和致癌性病毒，讓它們無法在血氧化療法創造的活性有氧環境下生存；同時，惡性細胞、不相容和異化的蛋白質、其他不需要的化合物也會受到攻擊。

Chapter 7

始時的狀況，以及腫瘤的進程和種類。不用說，詳盡的臨床觀察是必要的一部分。如果一個病人有貧血，需使用捐贈者的血液時，必須進行血氧化療法後再滴注進患者體內。

熱乙醚療法

經臨床經驗顯示，由德國外科醫生帝格爾（Tiegel）研發的熱乙醚療法雖然能夠摧毀癌細胞，但這種方法尚需人們廣泛的接受。

當我們把乙醚加熱到約攝氏79度，就可以將它轉變成可吸入的氣體。處在這種汽化狀態下的乙醚能溶化致病的脂質，以及伴隨它們一同出現在組織裡的毒性化合物，把它們轉換成可運輸的形式。然後，脂質可以透過腎臟和腸子被移除，如此一來，體內最危險的沉積物和廢棄物就能排泄出去了。

在體內的血液及組織中，許多有害的毒素跟脂質化合物結合（或打算要結合），這些毒素因此成為脂溶性的物質，它們可能把自己儲存在脂質裡的危險致癌物——尤其是細胞的脂質細胞膜裡。附著在這些細胞膜上的是上百種不同的酵素分子，因此，可以確定的是，如果這些酵素因為任何因素受到損傷——例如受到脂溶性毒素的侵蝕，那麼正常的細胞代謝將會受到嚴重的影響。

在惡性細胞裡面，脂質細胞膜讓自己轉變成惡性脂質，改變成癌素（malignolipin）和類似的化合物，這些惡性細胞膜很容易受到脂溶性毒素的侵害，結果，一個受慢性疾病所苦的身體裡，會有大量的致病脂質存在。由於它們通常都處在惰性的狀態，因此很少會受到解毒和清除，而是依然存放在間質細胞裡面，直到乙醚把它們溶化掉。

實際的治療其實很簡單。病人戴上合適的面罩遮住口鼻，用一條有彈性的管子將面罩接到一個加熱的箱子，新鮮空氣會送到這個箱子裡，然後被病人吸入體內。然後將乙醚滴注進箱子裡——通常是1分鐘滴55滴，乙醚一碰到熱箱就會馬上蒸發，用這種方式，病人會吸入混合了新鮮空氣和乙醚的蒸汽。乙醚的濃度可以透過增加或減少滴劑的間隔時間而調整，在醫生或護理師的監督下，病人被鼓勵緩慢而平穩地吸入乙醚。為了控制氣體的流量及氣體的溫度，同時確保病人不會太常把臉上的面罩拿掉，因此必須有醫療人員在旁監督。

根據病人的體重，每1公斤給予0.5公克的熱乙醚，然後逐漸增加直到每1公斤使用1公克的最大蒸發量，這樣的治療劑量會持續三到四個禮拜。每個療程盡可能達到每公斤給予30秒的時間，舉例來說，一個80公斤重的病人，最多將在40分鐘裡吸入80公克的乙醚。

在過去的二十年裡，我在數百個個案之中，愈來愈常看到這種療法帶來的益處，其中也包括讓抑鬱性精神病消失。

自體激素療法

自體激素療法指的是將超短波穿過大腦與製造賀爾蒙的腺體，打破癌症病人典型的自律神經僵固，臨床上不斷顯示，它能夠把自律神經控制的功能正常化，而因此去除癌症其中一個最重要的致病因子。

大腦的自律與生長中心——尤其是視丘和下視丘的區域，對超短波刺激的回應是**改變身體的新陳代謝反應**，賀爾蒙的製造將因此增加，加上超短波的立即生理作用，將會在所有的調節器官產生回饋效果。因此，這種雙面夾擊不只會使神經賀爾蒙活性產生短期的正常化

Chapter 7

反應，還有「訓練」的效果。假以時日，製造賀爾蒙的器官會在不需要後續超短波治療的情況下，再次開始自動完成它們的生物性任務。

曾經對X光治療毫無反應的腫瘤，如今可以透過超短波的療程而變得更敏感，如此一來，便可以減少X光的用量，也能夠幫助病患消除常伴隨著放射治療而出現的種種不適副作用。至於輸液和飲用大量的水，則可以幫助這些療法清除致癌物質以及代謝廢物，並且提升肝臟和腎臟的功能。

治療多種慢性病的發燒療法

發燒療法（pyretotherapy）指在臨床情況下引發高溫，它是全身療法的概念，在治療癌症裡是很重要的部分。現今由於許多醫生表示從這種療法獲得許多益處，因此它的價值逐漸受到英國與美國認可。

實際上，藉由引發高溫來治療病人身上的慢性疾病——例如癌症，並不是什麼新發明，也從來沒有這樣被宣稱過。人們曾經稱這個技術為瘧熱療法（malariatherapy）或是瘧熱治療（malarialisation）。這種方法源自於瘧疾的概念，朱利葉斯·瓦格納·凡·堯雷格（Julius Vagner von Jauregg，奧地利的醫學家，西元1857至1940年）曾用這種方法治療梅毒以及它可怕的後果：脊髓癆（或稱運動性共濟失調，locomotor ataxia）。大約二千四百年前，希波克拉底曾經指出，許多疾病例如抽搐、癲癇以及「狂躁發作」（maniacal attacks），可以透過同時發生的瘧疾發燒而獲得控制，這是一種引發身體製造主動發熱的方法。隨後，巴門尼德斯（Parmenides）帶著有點樂觀的口吻寫說：「給我一個製造發燒的方法，我就能夠治癒所有疾病。」

體溫升高下的防禦機制

身體的溫度是受中腦灰結節裡的「溫度中心」所調控。如果微生物的毒素在血液裡循環刺激了這個中心，就會導致自律神經系統發生重大的改變，發生嚴重的交感神經過敏。結果，身體的新陳代謝會增加，體溫會升高，造成「全身性的發熱反應」，身體整個防禦機制升高了警戒。

在這種發熱的狀況，主動的防禦細胞——也就是嗜中性粒細胞，會在骨髓裡被動員起來，然後釋放進血液裡；然後白血球的數量會明顯增加，血球的數量達到「主動防禦階段」。這些防禦細胞會製造殺菌物質，以及分解蛋白質與解毒的酵素，它們能夠「吞噬」毒素、微生物和細胞殘骸，把它們儲存起來直到它們被吞噬作用的過程分解。

由免疫細胞（或稱淋巴球、淋巴細胞）製造的特定抗體或防禦酵素會因此大幅增加。即使一次只維持幾個小時的發燒發作，在某些狀況下也可能使抗體在血液裡的效價增加10倍。此外，**發熱反應會刺激新陳代謝，並清除儲藏在間質的多餘惰性沉積物。**它們清除了歷經急性和先天性感染後殘留的毒素，例如先天性結核病或梅毒。於是，受損組織的清除與再生速度可能會加快，同時，鹼中毒會轉變成相對的酸中毒，所以身體內部環境會經歷根本性的轉變。簡單來說，當全身有發熱反應時，身體的自然抵抗力和復原能力會被提升到高點。

> **對健康有益的發熱反應**
>
> 即使一次只維持幾個小時的發燒發作，在某些狀況下也可能使抗體在血液裡的效價增加10倍，此外，發熱反應還會刺激新陳代謝。當全身有發熱反應時，身體的自然抵抗力和復原能力會被提升到高點。

Chapter 7

發燒反應可促進毒素排除

全身療法治療師知道，那些在幼兒期飽受一個接著一個感染所侵襲的「柔弱」孩子，年長後會比較不容易罹患慢性疾病。相信生物性療法的醫生總會使用熱的芥末膏藥，來促進並協助這種最有效的治療反應。而當皮膚疹「發不出來」、當皮膚疹「轉向體內」，或當身體本身的發燒反應不夠強而無法在沒有人工刺激的情況下克服感染的時候，尤其會使用這種方法來治療。

但是一般來說，現代醫療不會把體溫升高當做是一種醫療反應，反而認為是某種對身體有害的情況。當發生感染時，現代醫療嘗試的做法，通常都是用盤尼西林和其他抗生素來壓制感染。今天，幾乎所有用來對抗感染和發炎疾病的藥物都含有抗生素或類固醇，這些物質會抑制發炎及合併的發熱反應。

如果身體無法或不被允許產生自主性的發熱反應，讓自己擺脫感染時的毒素，這些毒素就會沉積在間質的儲存細胞裡，造成蓄積性中毒，並進一步降低剩餘的儲存能力，同時降低免疫活性組織反應的能力。最後，可能還會形成間質「堵塞」並合併抵抗力下降的情況，最終成為像癌症這種慢性病得以發展的主要前提條件。

有一點我認為非常重要的是，許多癌症病人在發病之前都很「健康」，他們早期的醫療記錄幾乎都是一片空白。他們通常沒有任何嚴重的發熱疾病，因此未能讓自己免於先天性與蓄積性中毒的窘境。

凡‧亞德納（M. von Ardenne）、藍伯特（Lampert）等學者發現，**癌細胞對高溫很敏感，在大約攝氏40.5度左右，身體裡的惡性細胞就會受到不利的傷害。另一方面，要損傷健康的細胞則需溫度升高到約**

攝氏43度。因此，發燒和體溫上升不僅會促進防禦能力，還能把癌細胞弱化到可以更快被防禦機制摧毀的程度，而健康的細胞則絲毫不受影響。藍伯特提出報告說，如果動物宿主在接種腫瘤細胞之前先洗一個熱水澡，那麼接種的腫瘤將不會「產生影響」，而對腫瘤進行的實驗也顯示，腫瘤生長的速度會大幅降低。在某些個案裡，也可能發生腫瘤完全萎縮的情況。

發熱療法還有一個好處：如果某病人間歇性地接受高劑量化療，且正在發熱治療的顛峰時，則藥量就可以降低三分之一之多，有時甚至可降一半。治療的效果幾乎一樣，卻能減少化療的副作用。因此，就我來看，發熱療法的價值已經沒有什麼爭議了，而且這個方法的確被證實有它臨床的實用價值。

發熱療法讓病患的內在環境得到改善，因為受阻的通道都被打開了，包括打開了大腸「過濾器」，並促進抑制腫瘤生長的抵抗力。

被動發燒製造治療環境

為了這些原因，我盡可能地利用可引起發燒的方法，像透過引發主動發燒來達到這一點，例如注射一種細菌物質讓身體產生反應，或是製造被動的發燒，通常是從身體外面用人為方式製造發熱的反應。

藉由注射Pyrifer這種用大腸桿菌特別製成的處方藥物，可以刺激中腦的體溫控制機制，讓體溫在大約

> **發熱療法的另一個好處**
>
> 如果患者正間歇性地接受高劑量化療，且在發熱治療的巔峰時，發熱療法可使高劑量的化療藥量降低三分之一，有時甚至可以降到二分之一——治療的效果幾乎完全一樣，卻能減少化療的副作用。

四小時之內就可以升高。在製造被動發燒這方面來說，我一般都把病人放進一個客製化的圓柱體，圓柱體裡面裝有發出超短波的電極。病人的身體完全籠罩在圓柱體裡面，讓他全身從頭到腳接受這些短波的**轟擊**，經過幾分鐘之後體溫就會開始上升。如果病人願意且能夠忍受的話，溫度會維持在攝氏40.5度長達一個小時到一個半小時，在這個溫度下，癌細胞會受損，但是正常的細胞則無大礙。

這樣做的時候有一點非常重要，那就是醫生和病人之間的關係。**在接受這種治療的期間，身體自然會流失鉀，因此病人必須透過食用富含鉀的食物來平衡，例如香蕉、米飯或馬鈴薯。**

還有很多其他誘發被動發燒的方法，例如單純讓病人洗熱水澡，然後在病人的四周放滿熱水瓶和電熱毯。用這種方法，發燒可以維持五個小時或甚至六個小時。被動發燒療法通常一個禮拜進行兩次，有時會持續幾個月，直到出現預期的結果為止。

而很重要的一點是，在這段期間裡必須以關懷與堅定的態度施行發熱療法，謹慎地對病人解釋，而且盡可能地教導病人要規律記錄自己的體溫表。

我還建議視病人的狀況繼續把發熱療法當做後續數個月的追蹤治療，尤其是持續進行到病人不再害怕這種方法的時候。依照我的經驗，病人後來反而會對這種方法抱持主動積極的興趣，儘管如此，有些家庭醫生仍拒絕使用發熱治療，因為他們始終認為引起發熱反應對身體有害。人們至今仍存有這種觀念，顯示局部主義的認知依然根深蒂固，而有些人對於使用全身療法來觀察疾病進程的方法仍難以接受。這種不樂觀的例子說明了為什麼許多人最後發現自己無法用有效、普通的方式治療慢性疾病，包括癌症在內。

替代療法

替代療法包含所有以恢復器官失調為目標的方法。我們可透過以下方法來達成：

一、以肝臟和間質等處的抽取物當解毒和防禦體系的替代性刺激物。
二、以器官特異性的RNA和DNA製劑，促進極度受壓器官的再生。
三、規律服用特定藥物以及維他命、礦物質等，讓因為酵素缺陷而導致的新陳代謝失調正常化。
四、使用蛋白水解酶來取代失去的非特異性溶解活性（non-specific dissolving activity）。

基本療程也許看起來很複雜，但是施行起來則不是那麼一回事，而且具有可重複性。進一步來說，一般的正規療法愈是有效，就愈不需要替代方法。

當前對於腫瘤的治療包含了手術、化療和放射線治療，這些方法都需要搭配免疫療法。主動和被動的免疫作用與免疫刺激，會受到標準療法所影響。當這所有的特定方法納入基本療法的架構裡後，它們的效果都會獲得提升，此外，這些療法都有一個要點——那就是適當地關注病灶。

Chapter8
別放著病灶不管
牙齒、扁桃腺病灶會創造適合腫瘤發展的體內環境

Chapter 8

> **Point**
> - 如果一個人的扁桃腺和牙齒罹患疾病,並造成身體的自然抵抗力降低,它們就會成為腫瘤發展的重要因子之一。
> - 在衰弱的牙齒裡,牙質管和牙細管會含有大量的微生物菌落,這些微生物製造出來的毒素會被送到扁桃腺去,然後在身體的系統裡流竄、毒害身體。
> - 體內的病灶會透過神經、毒素、過敏及細菌等方式影響身體:
>   - 當病灶在扮演傳遞角色的間質組織裡的任何地方發展時,便會沿著神經管以向心的方向延伸到相應的中央神經系統裡面的控制細胞。
>   - 病灶的毒性活動會造成嚴重的肝臟損害,其他器官也有發炎和退化的情況,尤其是關節、肌肉和血管。而在所有齒源性毒素裡,最危險的便是硫醚類物質。
>   - 體內會形成抗體以對抗毒性物質,但最後卻讓這些中毒的細胞邁向毀滅的過程。
>   - 所有病毒散播都傾向在靜脈裡製造微病灶或微血栓,而它們接著傾向形成血栓或血栓性靜脈炎,而且可能伴隨出現栓塞。
> - 當扁桃腺再也無法將所有毒素排泄出去時,便會透過血液循環的方式運送到其他的「出口」。毒血症和衍生性傷害會因此增加,體液環境和身體的抵抗力也會進一步惡化,這個過程因此而為一種致命的惡性循環。
> - 毒素除了會直接引起過敏反應和毒性活動,也會導致扁桃腺細胞的改變,使身體被誘導去製造抗體來對抗這些源自於自身的變異細胞,因此嚴重損及整個身體的淋巴防禦系統。

皮興格（Pischinger）和凱爾納（Kellner）把病灶定義為結締組織發生慢性、異常、局部性的變化，它能在它周遭以外的遠端區域製造出非常多變的影響，因此不斷與局部和全身的防禦力起衝突。根據這個定義，**即使是徹底痊癒的傷疤，有時候可能還是會像病灶一樣把疾病傳到身體遠端的部位**。我們現在要討論的病灶將侷限在牙齒和扁桃腺上，根據我的看法，它們是最致命的病灶。

病灶的致癌疑慮

我的著作最廣為人知的一點，就是強調把衰弱的牙齒和受慢性病影響的扁桃腺摘除，但這也是它最飽受批評和誤解的地方。然而，我從來沒有建議要把一個健康人的健康扁桃腺和牙齒拿掉，但是我認為，如果一個人的扁桃腺和牙齒罹患疾病，並造成身體的自然抵抗力降低，它們就會成為腫瘤發展的重要因子之一。在這種情況下，我會堅持要把它們拿掉。

有些人會說，對病重的病人施行這種手術很殘忍，而且完全沒必要，甚至是不恰當，因為這樣做會產生一些讓人不舒服的副作用。但就我的看法來說，這樣做所帶來的好處足以彌補任何暫時性的不適，我將在稍後說明它的好處。此外，還有人認為，癌症病患的淋巴組織應該盡可能被保全下來，因此絕對不應進行扁桃腺切除術，因為就算是患病的扁桃腺也可能保有一些有用的防禦能力。我以前也是這樣想的，但之後由於一些明確的理由，而不再支持保留扁桃腺的做法。

1953年的時候，我在偶然的情況下第一次發現把癌症病人的扁桃腺切除，會有哪些好處。當時我的診所裡有一個無藥可救的癌症病人

切除了扁桃腺,她有嚴重的風濕痛和長期的扁桃腺病史。一開始,開刀切除扁桃腺是為了緩和這位婦女的痛苦,但同時也在其他方面得到重大的效果,她全身中毒的症狀不僅消失,最重要的是,她因為疾病而導致脈搏跳動過快的情況,也隨之緩和下來了。

許多癌症病人的脈搏都跳得很快,達到每分鐘140下,甚至還有160下,這樣的狀況總是讓預後變得很差。但就這位婦女來說,這種情況幾乎已經恢復正常了,不久後,她的腫瘤開始萎縮,最後她完全從癌症裡復原。

這種預期之外但讓人樂見的成果,鼓勵我後來為另外兩個有扁桃腺疾病的患者切除扁桃腺。他們對心血管疾病的治療已產生抗性,並且有毒性症狀,手術過後,這兩個個案的心血管和其他許多症狀幾乎都消失了,他們的自然防禦力發生正面的「重新調整」,而且我也觀察到他們身上的腫瘤生長確實受到抑制。這種好轉的情況能為主動免疫療法爭取到更多時間發揮效果。

正是這些早期的成功例子,鼓勵我支持切除扁桃腺的做法。以前,在我的診所裡,有40%的患者是因為心臟病發而過世的,但是當我幾乎強制規定診所裡的病人執行扁桃腺切除術之後,這個數字便驟降至5%。

我主張說,這就是**扁桃腺毒素找到路徑**(深頸靜脈是血液通往心臟的高速公路)**進入血流裡**的強力證據,而毒素最後會引發像是致命的心肌疾病,這也正是相較於其他疾病,有更多人死於心臟疾病的其中

> **患病的扁桃腺帶來的隱憂**
>
> 先前,我的診所有40%的患者是因為心臟病發而過世,但當我幾乎強制規定診所裡的病人執行扁桃腺切除術後,這個數字則驟降至5%。

一個原因。此外,我的經驗顯示,牙齒和扁桃腺病灶之間有一種直接的關連,而且許多這類疾病會導致早期的衰弱和過早的失能。

很久以前,人們就普遍認為頭部的病灶,幾乎可能導致所有種類的慢性病,以及一些嚴重的疾病,例如多樣的風濕和心血管問題。今天,常規療法在治療這類疾病的例行性做法,就是消除病灶。其實頭部的病灶也會降低抵抗力,因而對腫瘤的發展有著促進性的影響,只不過是人們對這個問題所知甚少。

病灶在身體遠端能夠引起什麼程度的疾病,取決於身體是否能夠用自身的防禦機制來對抗病灶,只要病灶的情況還在局部防禦機制的控制之下,它就無法在遠端引發影響。

另一方面,**當身體的抵抗力產生些微受損時,就會出現遠端影響**。當頭部病灶的控制能力逐漸崩潰時,病灶引起的廣泛毒性就會間接地逐步上升,這樣會讓身體的防禦能力無可避免地遭受損害,於此同時也促進了惡性腫瘤的生長。

牙齒病灶

幾乎所有人在生命中的某段時間裡,都面臨過牙齒方面的問題,因為即使做了十分周全的牙齒護理,我們都無法保證牙齒的健康。內生性因素——像是出生前對胚胎牙齒組織所造成的傷害,以及外源性影響——例如營養不良、毒素等,都是造成牙齒發生疾病的重要原因。疾病有可能是齒齦或牙齦容易受到感染,或牙齒錯位、陷入或嵌入牙齦,或最嚴重的是導致蛀牙的傾向。

儘管牙齒有著陶瓷般的外表,但它的冠狀琺瑯質卻非常脆弱,而

且容易蛀蝕。牙冠的凹槽或是與牙齒周圍毗鄰的區域,特別容易有琺瑯質受損的情況,因為這些地方比較難加以清潔。

只要蛀牙的範圍還侷限在沒有神經的琺瑯質層,人就不會感覺疼痛。牙齒初次感覺疼痛時,表示蛀蝕已經入侵到牙齒的象牙質層;象牙質和琺瑯質不一樣,它是有神經分布的,如果繼續蛀蝕下去,象牙質早晚會被完全穿透,裡面的牙髓也會開始發炎。如果只有外面的琺瑯質和象牙質受到侵襲,牙齒就還保得住。而一旦牙髓發炎,牙齒就保不住了,而且必須馬上把牙齒拔掉。

齒根填充致使毒素在體內流竄

我們可以理解為什麼人們會盡可能地把牙齒保留下來,人們常企圖保存這個咀嚼器官與它的功能,但往往只留住了一個已經沒有什麼實際作用的牙齒。很多人認為,透過無菌的方法抽出牙神經,再把凹洞填補起來,就可以毫無風險地達到這個願望。

在過去數十個年頭裡,人們有一個錯誤的觀念,認為經過這樣的治療後,那顆牙齒就成了一個獨立自主且沒有生命的東西,不會再和身體的活動有任何瓜葛。人們一開始之所以會有這種想法,是基於一個前提:髓腔底下的根部尖端只有一個孔洞,如果經過填補,這個開口就會被封閉。

然而,牙質管(dental canal)**並不是只有一個開口,它很像一棵有很多枝幹的樹,從各個方向布滿整個牙齒本體。**

奧地利的研究人員曾詳細地研究過整個牙齒的結構細節。他們建立了一個架構,認為牙齒的內在環境和外在環境之間,存在著一種活

躍的新陳代謝交流,而這個雙向的過程發生在好幾千條非常細微的毛細管孔道,把髓腔與牙齒的表面連結在一起。

假使非常小心地使用根管治療,牙質管的中央垂直內側管腔也許能夠被封住,但是卻永遠無法觸及這條管腔側面岔出的「細枝」(twigs),也不可能關閉那些數不清的牙細管孔道。在這些區域裡,永遠都會有蛋白質存在,而一旦這些蛋白質受到感染,就會產生有毒的分解代謝物,然後這些代謝物就會被送進身體裡。

哥根廷(Gottingen)的邁耶(W. Meyer)在1960年提出:在衰弱的牙齒裡,牙質管和牙細管會含有大量的微生物菌落。這些微生物製造出來的毒素,會因為牙齒的齒根被填充而再也無法排進嘴巴裡,所以必須透過交叉連結,以及牙齒與毛細管孔道未密封的旁枝排到顎骨的骨髓裡。毒素會從那裡被送到扁桃腺去,然後就在身體的系統裡流竄。事實上,根管治療可能會把牙齒變成一座製造毒素的工廠。

齒源性毒素悄悄破壞身體的抵抗力

就算化膿的情況已禍及齒槽窩周遭的區域,受損的牙齒往往還是無法發現或控制發炎的過程,這種發炎過程很少有像疼痛那樣的警示訊號而讓人察覺,因此無法促使病人主動清除這個危險的毒素病灶。結果,這個病灶可能被留下來並繼續發展它的破壞性,並對身體造成長達數十年、甚至一輩子的影響。

> **牙齒病灶對身體的危害**
>
> 在衰弱的牙齒裡,牙質管和牙細管會含有大量的微生物,而根管治療可能會將牙齒變成一座製造毒素的工廠,因為被根管治療的填充物所阻,這些毒素無法排進嘴巴,而會被排到顎骨的骨髓裡,再送到扁桃腺。

Chapter 8

　　當發炎繼續擴散至齒槽窩的骨髓時，將可能引發骨髓炎。往後的病程發展如何，則視局部防禦能力是否能將這個局部的侵襲控制下來。如果身體的局部抵抗力完好無缺，那麼發炎就會被侷限在結締組織的被膜裡，也就是所謂的牙肉芽腫。這種膜性囊腫（membranous cyst）阻止了它的毒性內容物擴散到身體中。這些牙齒的X光照片顯示，在根部尖處的肉芽囊腫或多或少是透明的，而這種牙齒被稱為X光陽性。

　　如果身體的局部抵抗力已經衰弱到無法將發炎的過程限縮在肉芽囊腫裡的程度，那麼毒素就能暢通無阻地推進到骨髓腔、扁桃腺以及身體裡面。皮興格和凱爾納強調說，當情況已經惡化到這個地步時，他們已經有證據顯示身體很大程度上會變得沒有反應能力。一般來說，這些牙齒的X光照片不會有透明區域，因此被稱為X光陰性。

　　在我的癌症病人裡，我發現無被膜病灶——也就是那些X光顯示為陰性的病灶，是特別常見的狀況，因此可以想見他們身體的抵抗力都已經衰弱了。

　　今天，人們一般都同意應該把牙齒的病灶清除乾淨，而且通常都會用X光來診斷這些病灶。不幸的是，這種方式只能發掘出一部分的牙齒病灶，只有體積夠大且沒有被牙齒陰影遮住的被膜病灶，才能被我們辨認出來。如果是無被膜骨髓炎的狀況，那麼X光幾乎很少能給出什麼確切的徵象。因此，所有牙齒病灶中最危險的部分，就是X光照片多半顯示為陰性的牙齒；就算照片顯示為陽性，也只有在牙齒陰影以外的病灶才能夠被辨認出來。由於病灶的X光經常顯示為陰性，使得病灶能夠躲過被治療的命運，讓身體無法有效抵抗它們，因此，這些病灶才能繼續肆無忌憚地發展它們的破壞性作用。

根據我的診療經驗來說，病灶和腫瘤的發展之間有著因果聯繫的關係。就這方面來說，用紅外線檢驗所得到的輔助結果（紅外線可用來偵測溫度異常變化），因此顯得非常重要。

任何會導致發炎的病灶，都會在相應的皮膚表面上出現更多病理性的紅外線放射（emission，意即體溫高於正常），病灶的活性愈強，這種情況就愈明顯。藉由一台紅外線感應裝置，如斯萬姆（Schwamm）的紅外線局部檢查儀（toposcope，或稱溫度顯影機），我們就能持續地監控和測量放射的強度。觀察顯示，**頭部病灶的紅外線放射和形成腫瘤的區域之間有著密切的關連**，也就是說，在經過治療後，一般來說牙齒病灶的紅外線活性會下降，連同紅外線在腫瘤區域的放射也會降低。

由此可以清楚知道，為什麼我會建議把衰弱的牙齒拔掉。

留意看似健康的牙齒

但就算這樣做通常還是不夠的，我的經驗進一步顯示，就算是健康的牙齒有時候也可能受損，它們致病的潛力和那些衰弱的牙齒幾乎一樣。舉例來說，潛伏的慢性牙髓炎可能會在外表看起來健康的牙齒裡出現，因此也會有和病灶一樣的影響。

目前用來診斷和治療牙齒病灶的方法，普遍來說還是讓人不盡滿意。我在我的診所裡進行一項調查發現，**剛住院的時候，98%的成年癌症患者有2到10顆的壞死牙齒，每顆壞死的牙齒都是製造危險毒素的工廠。**

很多時候，我們會面臨到X光陰性反應的壞死牙齒、殘存牙根及殘

留性骨炎（residual ostitis）的情況，這些狀況常常因為沒有被診斷出來，而遲遲未能予以清除。

只有完全而徹底的牙齒治療，才能真正成功地讓身體擁有防禦能力的機會。除了X光診斷之外，我們還需要用其他的輔助方法來診斷，例如紅外線技術、用來評估牙齒活力與骨膜抵抗力的檢驗法，以及其他電測方法。

克雷默（Kramer）認為，我們診斷牙齒內病灶的能力已經因為電針灸測法（electro-acupuncture，發展為現今各式各樣的經絡儀）的出現而大幅提升。

今天，我們不只能夠辨別病灶的種類和位置，還可以區分它們的毒性和致病能力，讓我們得以在治療的前、中、後期觀察到病灶的狀況，治療技術也得到改善，這可是前所未有的狀況。

如果要實行全身療法，不只是要把所有衰弱的牙齒都拔掉，還要把所有隱藏在下顎的牙齒病灶都清除乾淨。此外，牙醫的工作絕對不是把衰弱的牙齒和它們的牙根都清除掉就結束了！每一個牙槽——也就是下顎裡的齒槽窩穴，都要完全清到健康的骨頭為止。只有用這種方式，我們才有可能防止殘留性骨炎或囊瘤繼續發展下去。

要記住，不是只有牙齒會變成病灶，固定牙齒的周遭結構也可能會演變成病灶。

病灶的危害方式

其實，不只是牙齒的病灶，所有病灶都有四種不同的方式去影響身體和衍生性傷害的發展：

一、用神經的方式影響身體

當病灶在扮演傳遞角色的間質組織裡發展時，它的過程是從末梢神經器官周遭受到刺激的區域，沿著神經管以向心的方向延伸到相應的中央神經系統裡面的控制細胞。

在某些情況之下，來自病灶的刺激會啟動神經失養（neural dystrophy，神經的一種緩慢退化狀態）的機制，它在某些地方屬於局部性作用，但也可能造成全身性的營養不良障礙。

在1950年代的時候，福萊肯斯泰（Fleckenstein）以及恩斯豪特森（Ernsthausen）等學者認為，之所以會有上述結果，是基於受影響的神經細胞以及身體周邊部位組織出現的去極化過程。藉由清除病灶，受影響的組織可能會再極化，最明顯的再極化例子稱為「續發性現象」（second phenomenon）。

費迪南德・漢尼基是神經療法之父，我們將在稍後詳細說明他在這部分的卓越貢獻。他在四十年前發現，如果我們在靠近初級病灶的地方局部性地注射麻醉劑，可能會馬上消除這個病灶在身體遠端造成的任何症狀。這個效果——也就是續發性現象，通常會在注射麻醉劑之後幾秒就發生，然後可以持續幾個小時、幾天或甚至一輩子。很自然地，只有受到病灶影響的區域，才會因為麻醉劑的注射而得到這種改善，儘管如此，這個方法在診療上還是有它非常高的價值。

既然神經療法只能平衡病灶在神經上的作用，那麼經過上述治療

> **牙槽也可能演變成病灶**
>
> 牙醫的工作絕對不是把衰弱的牙齒和它們的牙根都清除掉就結束了，因為不是只有牙齒會變成病灶，就連固定牙齒的周遭結構也可能會演變成病灶。

後，我們當然必須把病灶去除，才能清除它潛伏的毒素或過敏活動。反過來說，如果要對病灶進行任何手術，則必須遵照脫敏和神經治療的原則進行。有一個例外是，舉例來說，普通的疤痕或其他沒有發炎變化的部位，只有神經遠端的影響，而沒有同時造成任何毒素、微生物或過敏性的續發性現象。

二、用毒素的方式影響身體

相較來說，齒源性病灶的毒性活動與神經性影響，前者對於身體的危害比較大。對此，我們已經相當程度地確認了這種遠端毒性活動的機制以及相關毒素化合物的特性。

齒源性化合物是發炎性牙髓腔以及它周遭區域的壞疽性內容物，其中包含了殘渣和腐壞物質。我們常常可以在因為發炎、液化和微生物腐敗等因素而受到破壞的組織裡，發現原先健康的基質出現了壞死性的變化，因此，我們幾乎毫無疑問地確定它們是壞死性毒素，例如自體蛋白質和高分子量蛋白質性化合物。然後，因為酵素分切（cleavage）和其他生物轉換方式而產生許多低分子量的分裂產物。

在1950年代的時候，斯庫格-科斯特（Schug-Koesters）、希勒（Hiller）、加伯連（Gaebelein）和其他慕尼黑大學的教授，主要確認了某些生物胺的性質和化學結構。接著，在美國也有類似的發現。後來，德國學者施普雷特·凡·克路登斯坦（Spreter von Kreudenstein）研究在堅固牙齒結構裡的新陳代謝和交換過程。他發現從靜脈注射的藥物，在經過四到五個小時之後，可以在牙內毛細管或甚至是衰弱的牙齒裡被發現，而且濃度只比血液裡稍微低一點而已。

美國的巴特爾史東（Bartelstone）與保加利亞的傑拉希（Djerassi）也提出過牙齒內部發生反向交換過程的可能性。如果放射碘I-131積存在已清空的牙髓腔裡，然後被填充物封住，那麼碘就會在二十個小時後出現在甲狀腺裡，我們可以透過對甲狀腺區域進行顯像攝影來證明這一點。同樣地，染料也能夠從封閉的牙髓腔裡流出。

所有這些研究都證實，在堅固的牙齒結構裡，可能有大量暢通無阻的雙向交換活動。結果，無論是哪裡產生的齒源性毒素，都能夠在身體裡散播和循環。

德國的埃格爾－米爾克（Eger-Miehlke）研究團隊研究了這些內生性毒素的致病意義，他們檢視了被拿來進行實驗的健康動物，在精確地注射取自齒源性肉芽腫裡面的極少量內生性毒素後所產生的改變。

只要注射一劑最低劑量的毒素，似乎就能啟動防禦效果；但是若反覆注射，反而會出現嚴重的肝臟損害，動物會在幾週內死亡。撇開致命性的肝臟損害不談，其他器官也有發炎和退化的情況，尤其是關節、肌肉和血管。

這些結果首次獲得明確的實驗證實，源於病灶的毒素在動物體內引起嚴重的疾病，和引起人類體內慢性病相似。

在所有齒源性毒素裡，最危險的肯定是硫醚（thio-ethers）類物質，例如二甲基硫醚。我的診所裡曾進行過一系列的測試，我們觀察到有齒源性和扁桃腺病灶的病人，血液裡的硫醚含量會升高，經過密集治療病灶後，硫醚的含量會在短短幾天內恢復正常。

牙齒和體內相互連結的關係

所有研究都證實，在堅固的牙齒結構裡，可能有大量暢通無阻的雙向交換活動。無論是哪裡產生的齒源性毒素，都能夠在身體裡散播和循環。

Chapter 8

　　無論是在結構上或作用上，硫醚與第一次世界大戰裡使用過的芥子氣和其他毒氣有著密切關係。這些毒氣和硫醚有非常可怕的毒性，並且具有以下的特徵：

1. 它們屬於弱鹼性，因此具有負電性，所以特別會沉積在正電性的細胞裡，如傳遞組織和防禦組織。
2. 它們可溶於脂質，因此很有可能會在含有脂質的細胞結構裡大量堆積，尤其是在粒線體之中。
3. 這些次細胞器（subcellular organelles）附著在它們的脂質細胞膜上，含有負責維持有氧代謝的酵素結構，而有氧代謝是所有身體細胞和組織能夠完全發揮功效的先決條件。一旦這些不可或缺的單位受損，最嚴重的後果將隨之而來。因為粒線體是最易受攻擊的細胞器，所以它們最受硫醚喜愛且幾乎成了它的唯一目標。

　　硫醚的活動主要造成三個方面的影響：

1. 一方面，硫醚傾向和正電性的金屬離子與許多生物元素（bio-elements）相結合，而對許多重要的酵素來說，這些生物元素具有輔助反應或主要啟動的作用；另一方面，我們目前的飲食普遍缺乏必要的物質——像是維他命和礦物質。因此，這樣的缺陷變得愈來愈嚴重。我們每天吃下肚的礦物質，通常會沉積在被局部病灶影響的體液裡，而且會永遠失去作用。病灶愈多，缺陷就愈嚴重。
2. 硫醚是部分抗原，或稱半抗原，因此它們傾向和身體裡正常的蛋白質結合，造成它們變質，這些變質的蛋白質變成身體必須處理的

「非自體」物質。在這個情況下，抗體的製造將被激發，而無論它們身在何處，都會被導向這些病原目標。自體攻擊的過程會被啟動，意思是被身體排斥的細胞會出現自我毀滅的現象，結果就是隨著年齡增長，結構性的細胞損害會隨之加劇。

3. 曾獲得兩次諾貝爾獎的著名生物學家奧圖・瓦柏格指出，因為硫醚而導致有氧代謝受到阻斷的細胞，將會增加它們的無氧代謝而試圖維持活力，當它們這樣做時，也就具有了惡性細胞的特徵。因此，**能夠降低有氧代謝且同時增加無氧代謝過程的化學物質，通常會被歸類為致癌性化合物。**

位於海德堡的德魯克賴（Druckrey）發現，要從正常細胞轉變成惡性細胞，需要一定數量的致癌物，也就是所謂的最小致癌劑量。無論這個劑量是來自單一劑量，還是來自幾個小劑量的累加，每一個劑量的毒性效果都會被儲存，並且一滴不漏地被累積起來。使人類產生自發性癌症的最主要致癌物，有以下的特點：

1. 就算在劑量極少的情況下並未立即摧毀細胞，致癌物還是會抑制有氧的代謝活動。
2. 無論是屬於內源性或外源性，致癌物依然能夠以極低的濃度持續積存於身體當中。
3. 因此，致癌物能夠在人類正常的預期壽命裡，以不知不覺的速度慢慢累積，直至達到能引起惡化的必要總量。

除了硫醚之外，幾乎沒有其他致癌物能完全滿足上述條件。從牙

髓被清除的那一刻開始，一個小時又一個小時，一年又一年，所有齒源性毒素中最毒的毒素，會不斷地被少量釋放進人體的循環裡，雖然釋放的劑量極低，但是仍然足以或多或少地癱瘓細胞的有氧活動。

因此，神經系統將會加倍地受到來自於病灶的毒性影響。首先，透過讓連結控制中心和邊緣區域的神經管受到愈來愈多的破壞，有時毒素會導致神經性失養。其次，毒素透過引流系統的液態載體（liquid vehicles，例如血液和淋巴）而散布，導致神經細胞的立即中毒。

硫醚化合物會引起酵素抑制，而細胞裡的粒線體愈多，它就愈容易受到酵素抑制作用的損傷。肝臟、神經系統、內分泌腺體、心臟和網狀內皮系統的細胞可能有多達五分之一的部分是由粒線體所組成，因此將成為主要被影響的對象。除了干擾調節控制以外，齒源性毒素也會導致幾乎整個身體的額外傷害，很自然地，病灶毒素的血液濃度愈高，它們的影響就會愈嚴重。

淋巴系統和內分泌系統在頭部區域的緊密聯繫，使腦細胞無可避免地會受到血行性病灶產物較強烈的毒化作用，而且還可能受到特別嚴重的損傷。頭部區域的淋巴管與解毒用的瓦氏扁桃腺環相結合，因此發炎腫脹無可避免地會導致這個區域的淋巴阻塞。所有頭部病灶的毒性廢物都會被送往瓦氏扁桃腺環，而如果那裡出現阻塞，受汙染的體液將會受到擠壓而通過多孔的顱底，然後進入頭部的淋巴區域。

我們經常可以在癌症病患的身上發現毒素所造成的變異，尤其是在自主神經核裡面。在1930年代，蘇

酵素抑制影響體內重要器官

硫醚化合物會引起酵素抑制，細胞裡的粒線體愈多，就愈容易受到酵素抑制作用的損傷，其中則以肝臟、神經系統、內分泌腺體、心臟和網狀內皮系統等影響最劇——這些部位的細胞有多達五分之一是由粒線體組成。

聯的米爾曼（Muehlmann）已經證實了這一點，他指出，**源於病灶的中毒可能造成變異，使得大腦的有氧活動終生受到抑制。**

大腦受損（如間腦病）以及癌症病人後期的活力喪失，會伴隨著許多其他的症狀。透過傅爾電針儀（Voll），我們可以記錄到有局部病灶的病人，他們的下丘腦發射出較低的能量脈衝。自體調節活動降低會形成「調節僵化」（regulation rigidity）：雷格斯博格（Regelsberger）、格拉茲爾-馬丁（Gratzl-Martin）及瑞霖（Rilling）等學者認為，上皮細胞癌多造成副交感神經張力鬆弛，而在肉瘤和全身性疾病裡，一般來說則會發生相反的狀況，也就是交感神經張力鬆弛。桑德（Sander）認為，調節僵化與酸鹼平衡的晝夜調節機制喪失有關。而欣斯貝格（Hinsberg）則發現，其他晝夜調節機制同樣會受到明顯的抑制，例如血糖、膽固醇和礦物質代謝，以及許多其他新陳代謝的參數都會受到很大的限制。

當然，缺乏活力以及控制效率的確會對病人的精神狀態產生不良影響，因此，生長障礙（Vegetative disorder）通常會伴隨著神經衰弱性的肌肉張力異常，其主要特徵則是活力的喪失以及自律神經失調。

三、用過敏的方式影響身體

誠如前面所述，硫醚的毒性效果會和高分子量齒源性毒素的效果重疊。

抗體之所以會形成是為了對抗這些物質，最後讓這些中毒的細胞邁向毀滅的過程。阿布德豪登與狄克爾霍夫（Dyckerhoff）等學者發現，由於會攻擊器官的抗體或防禦酵素會透過腎臟排泄出去，所以我

們可以對尿液使用阿布德豪登檢驗法（Abderhalden test）來進行診斷。透過這種方式，我們可以對大多數個案進行精確的推斷，看看有哪些器官正在受衍生性傷害所苦。

衍生性損害的程度還可以透過疫苗治療來間接證明。使用源於病灶的產物所製造的去敏感疫苗，受遠端病灶影響的區域就會產生反應，可能會在局部和全身出現明顯症狀。

因此，很明顯地，癌症疾病的發展就很多方面來看都和病灶有著密切的關連。

四、用細菌的方式影響身體

從原發性牙齒病灶散播出去的細菌，一般來說很少有可察覺的症狀，而且可能會在其他區域產生衍生性病灶。這些病灶特別容易出現在副鼻竇、膽囊、闌尾、前列腺和腎盂。

最重要的是，所有病毒散播都傾向在靜脈裡製造微病灶或微血栓，而它們接著傾向形成血栓或血栓性靜脈炎，而且可能伴隨出現栓塞。血栓性靜脈炎和血栓常見於癌症患者，而且人們普遍認為是代謝失調所導致的，其中的原因不僅包括病人的惡液質（dyscrasia），以及因為牙齒病灶所造成的多重影響。

莫斯科的沙科（Shakow）和幾間診所合作，針對一間寄宿學校超過1200位的學童進行了一個十分有趣的研究。六年間，牙齒衰弱的學童其生病機率是牙齒健康者的3倍之多。把這些年輕病人有問題的牙齒移除之後，有多達80％的病人身上的疾病隨之痊癒。

現在我們知道，如果沒妥善處理牙齒的病灶，將對身體產生哪些

決定性的影響，以及牙髓可能會遭受哪些嚴重的毀滅性後果。有鑑於此，牙醫們必須牢牢記住，所有的牙根治療都會造成病灶的產生。

美容只是牙醫的次要任務，他們的主要任務仍然必須是預防和治療。牙醫最重要的考量絕對不是盲目地把牙齒本身保留下來，而是應該保存牙齒的活力，如果牙齒的活力已經保不住了，那麼就算是最漂亮的齒冠也不應該矇騙我們。因為，沒有生命的牙齒只不過是「金玉其外，敗絮其中」，而比歐爾‧班納亦曾在這種牙齒裡面發現，壞死的毒素雖然是以緩慢的速度在摧毀身體，但它確實會持續對身體造成傷害。

其他在下顎裡的病灶，例如骨炎、囊腫、異物、牙齦炎和牙齒錯位，也可能會強化病灶的影響。無疑地，這些病灶和刺激中心都必須被移除。

有鑑於牙齒病灶對身體造成的危害，牙醫應該永遠銘記在心的是，他們對於阻止慢性病發展有著舉足輕重的影響，而且最重要的是，**正確的牙齒治療能夠有效降低人們罹患癌症的危險。**

> **牙齒衰弱者生病機率高出3倍**
>
> 研究顯示，牙齒衰弱的學童其生病機率是牙齒健康者的3倍之多，而把有問題的牙齒移除之後，有多達80%的病人身上的疾病便隨之痊癒。牙醫們必須牢牢記住，所有根部治療都會造成病灶的產生。

致癌的扁桃腺病灶

我們現在來談談扁桃腺病灶。

慢性發炎的扁桃腺是最重要的頭部病灶，有時候它甚至會對整個身體造成比牙齒病灶更大的損害。扁桃腺病灶會以如同上述牙齒病灶

Chapter 8

的四種方式,也就是神經、毒素、過敏和細菌的方式,參與慢性疾病的發展,包括癌症。癌症與扁桃腺病灶之間,有著類似癌症與牙齒病灶的關係,舉例來說,把扁桃腺移除之後,腫瘤受到的紅外線照射就會降低,有時候甚至出現萎縮。

扁桃腺的免疫功能

人類身體裡的三個扁桃腺,包含了鼻咽扁桃腺(又稱腺樣體,adenoid)以及兩個扁桃腺體,後者又稱顎扁桃腺,位在嘴巴後面的一個囊袋裡,這個囊袋位於前端和後端顎弓的中間,跟其他看起來不是很重要的淋巴上皮器官一同組成瓦氏扁桃腺環。

羅德(Roeder)認為**扁桃腺是排泄器官**,它讓淋巴細胞、微生物、乘載毒素的淋巴以及其他物質得以排出。即使是健康的人,他們的扁桃腺也可能有「堵塞物」,而且有時候會被誤認成是膿水,因為裡面包含了脂肪酸、膽固醇和其他殘渣物質,所以堵塞物很明顯也屬於排泄物的一種。顏色蒼白的堵塞物會分布在扁桃腺表面的淺凹陷,也就是扁桃腺隱窩,並且被擠入口腔然後吞下肚。扁桃腺的排泄物也可能含有齒源性毒素。

一般而言,人們將扁桃腺隱窩形容成是「生理上產生專性菌叢(obligatory bacterial flora)」的地方,這種菌叢占據鼻子、喉嚨和其他氧氣通道的黏膜。扁桃腺也會製造抗體,使不好的微生物及微生物製造的毒素變得無害。因此,**扁桃腺擁有免疫或解毒的功能**,我們必須把它看成與腸道黏膜的淋巴器官有相似功能的器官。此外,扁桃腺就像腸道黏膜的淋巴器官一樣,也是身體防禦系統裡重要的一部分。

健康的扁桃腺表面呈現淺粉紅色，而且通常像杏仁或豆子那麼大，它們的大小和反應能力不僅與功能需求和負荷相關，也相當程度取決於個人先天的體質。由於先天的淋巴素質（lymphatic diathesis）主要受到遺傳性質所影響，羅伊謝爾（Leuscher）發現曾患有先天性嚴重感染的病人，他們的扁桃腺常常有先天性腫大或增生的狀況，而且發炎的反應也會隨之增加。由於扁桃腺的生理功能還包括誘發發炎的反應，所以在正常範圍內還沒有任何症狀的扁桃腺炎，會被歸類為「人類正常的身體狀態」。

當大量的毒素和廢物需要被排泄出去時，扁桃腺的血液灌流和發炎反應會跟著增加，這種情況通常會伴隨著扁桃腺的疼痛性腫脹和發紅，而且如前所述，根據它後續的病程而定，會形成急性、亞急性和因為重複發作而出現的慢性扁桃腺炎。

慢性病的源頭——慢性扁桃腺炎

我現在要專門來談慢性的部分，尤其是退化的扁桃腺炎，因為在某些情況下，**從慢性扁桃腺炎發展出來的危險病灶，是所有慢性病的重要源頭**，包括癌症。雖然每一個慢性扁桃腺炎的個案都起因於相同的機轉，但我們還是可以把它們區分成三種。

第一種慢性扁桃腺炎發生在健康的扁桃腺組織裡，健康的扁桃腺組織能夠對急性扁桃腺炎或咽峽炎（angina）的頻繁攻擊做出反應。它們被迫對感染刺激重複地做出反應，並且把毒素排出。每一次新的攻擊都造成扁桃腺體積、血液灌流和活性的增加，於是，它們持續處於一種高度的戰備防禦狀態。

但是，如果發炎的頻率不斷增加，扁桃腺就會慢慢失去反應能力和防禦力量然後萎縮，因為它們的負擔太重了。

第二種扁桃腺病灶是在某些情況下，從先天性腫大或是增生的扁桃腺發展而來，這種增生可以廣泛地蔓延到讓咽喉完全堵塞。很不幸的，目前用來處理這種狀況的常見做法，還是把一部分的增生扁桃腺切除，因此淺凹陷——也就是隱窩——就被拿掉了，但是它們其實有無可或缺的作用，如果沒有和開放性的隱窩連結，其排泄功能就無法順利進行。

沃斯（Voss）認為，經過扁桃腺切除術之後，剩下的隱窩總是十分狹窄，或是被傷疤組織封住，本來要排泄出去的物質也被切斷了它們的氧氣供應，因此，會開始進行非有氧的分解，並且產生了毒性分解產物。

所以，我們不應該只進行扁桃腺的部分切除，而是得把它完全拿掉——即使它還沒導致任何可辨識的遠端影響。

第三種扁桃腺病灶是癌症病患最常見的狀況，包括看起來健康但是扁桃腺較小、先天發育不全和功能失調。這些病人通常都沒有扁桃腺的病史，它們的扁桃腺雖然「不起眼」，但是卻牢牢地和它們的基底連結在一起，無法輕易地移除。

這三種慢性扁桃腺炎的共通處為——病灶的毒素效果會隨年紀增加，而且扁桃腺遲早都有萎縮的傾向。若扁桃腺還另外且持續被動地暴露在有齒源性毒素的環境裡，將會加速其萎縮過程。

隱窩的排泄功能

扁桃腺的隱窩其實有無可或缺的作用，但卻常常因扁桃腺發炎腫大而被部分切除時，也背部分切除了。如此一來，隱窩的排泄功能便無法進行，因此開始進行非有氧的分解作用，並產生了毒性分解產物。

齒源性毒素對扁桃腺的傷害

牙齒和扁桃腺之間的密切關係之所以能夠得到證實，是因為當時有人做了一個實驗，他們將墨汁注射到一個封閉的齒腔裡，結果過了二十到三十分鐘之後，卻在扁桃腺的表面出現斑點。這些實驗顯示，來自下顎區域的致病物質——其中包括來自衰弱牙齒的毒素，都會被送到淋巴扁桃腺環去解毒和排泄，扁桃腺除了「天然」的生理負荷之外，還會因此額外地持續暴露在由衰弱牙齒所引發的齒源性毒素的攻擊下。

我們都已經知道這些牙齒的毒素有多危險了，它們無可避免地會對活性淋巴上皮扁桃腺組織產生嚴重的影響。如果這些被牙齒毒素摧毀的細胞能夠再生更新，那麼扁桃腺的功能就還不致於受到嚴重損壞，但是，如果被摧毀的淋巴上皮組織不斷被不具活性的疤痕組織所取代，這種組織無法執行自身的防禦功能，那麼扁桃腺的排泄、解毒和防禦能力就漸漸喪失，最後則消失殆盡。

由於反應性淋巴組織的喪失，扁桃腺因而失去了它們針對發炎發出警告訊號的能力——它們再也無法對疾病發出慣常的警訊了！根據凱爾納的看法，這種缺乏症狀表現的狀況，意味著扁桃腺再也無法繼續產生更進一步的反應，而在這種扁桃腺當中，持續攻擊身體的毒素再也無法被排泄出去，相反的，它們會透過血管系統進入身體。

不消多說，如果淋巴上皮組織所剩無幾，那麼這個過程將會發生

> **毒素對防禦功能的傷害**
>
> 被牙齒毒素摧毀的淋巴上皮組織一旦被疤痕組織取代，便無法執行自身的防禦功能，扁桃腺的排泄、解毒和防禦能力就會漸漸喪失，最後則消失殆盡。

Chapter 8

得更快。若扁桃腺有著先天性的缺陷，活性組織在一開始就已經很少了，對於這些案例而言，活性組織被徹底摧毀的時間相對來得更短。正常或增生而未進行部分切除的扁桃腺，可以忍受牙齒的感染更長的時間，但是，它們遲早還是會失去作用。

因此，上述三種慢性扁桃腺炎的最後階段，就是「萎縮退化性扁桃腺炎」。在醫療診察上，我們很少在這部分有什麼發現，因為萎縮的扁桃腺不會有什麼發炎症狀，但它們不像正常的扁桃腺那樣——它們無法用外科醫生的手術刀輕易移除。當我們要清除它的時候，必須把它們從基座上切下來，而基座則和周圍的組織牢牢地連結在一起。健康扁桃腺的前顎弓顏色和口腔黏膜沒什麼兩樣，但是萎縮退化性扁桃腺炎的顎弓則會褪為淺藍色。懸壅垂大多是凝膠狀般的增厚，然而，扁桃腺本身的外觀看起來卻可能還是很健康的。

即使是體積正常或較大的扁桃腺，都可能已經有著相當程度的退化改變，而且有很多硬化的疤痕組織，而這些組織當然無法中和毒素。於是，自然就會形成潛伏且無痛的慢性扁桃腺與後扁桃腺（retrotonsillar）膿腫的情況。

在此，我們發現高致病性的 β 溶血性A群鏈球菌，這種細菌會引起很多慢性病，它的毒素會在整個身體裡蔓延，有助於衍生性病灶的發展，造成抵抗力的缺損並促使腫瘤環境出現。

撇開這些東西會直接引起過敏反應和毒性活動不談，持續不斷的毒素攻擊必然會導致扁桃腺（淋巴）細胞的改變。它們的蛋白質結構會發生很大的改變，以至於身體被誘導去製造抗體來對抗這些本來屬於自己但後來卻變成外來的細胞，抗體最後也會把矛頭指向健康的淋巴細胞，因此嚴重損及整個身體的淋巴防禦系統。

隨著活性扁桃腺組織的衰退，其生理性能力也耗盡了，從此再也無法透過扁桃腺進行主動解毒、毒物中和以及排泄毒性物質和廢物。在扁桃腺隱窩裡，對身體有益且重要的共生微生物再也無法存活，取而代之的是危險的致病微生物，這些致病微生物能在身體裡散布，因為扁桃腺屏障的免疫活性已經喪失，而淋巴上皮組織也遭到摧毀。

　　當牙齒的毒素再也無法被中和與排泄時，那麼，即使是扁桃腺組織最後剩下的部分，毒素也會浸潤進去，並且導致它們死亡。這將產生高分子量和低分子量的壞死性毒素，而就像我們前面所看過的，這些毒素和齒源性毒素相似甚或相同，因而毒素的產生也將無可避免的增加。

扁桃腺切除術的必要性

　　由於扁桃腺環再也無法將所有這些毒素予以去活性並排泄出去，必須透過血液循環的方式運送到其他的「出口」，**毒血症和衍生性傷害會因此增加，體液環境和身體的抵抗力也會進一步惡化**。這個過程因而成為一種致命的惡性循環。

　　由於退化和慢性發炎的扁桃腺是如此危險的毒素病灶，就像死亡的牙齒和其他牙齒病灶一樣，因此必須將它們徹底清除。若患者先前曾將扁桃腺的一部分加以切除，他們仍然必須進行扁桃腺切除術。

　　由壞死萎縮性扁桃腺炎造成的病灶毒性病變，當然比小時候因為過度反應性扁桃腺炎（hyper-reactive tonsillitis）所導致的毒性感染作用還要危險得多。而且，如果一個人在童年時就曾為了避免風濕病和其他相對比較無害的疾病而接受扁桃腺切除手術的話，難道我們不應

Chapter 8

該在更危急的腫瘤疾病上同樣遵守這個原則嗎？尤其是病灶和腫瘤之間，其實早已存在著我們無法否認的因果關係！

在超過二十五年的臨床經驗裡，我發現在我的癌症病人裡，只有低於三分之一的人有明顯的疼痛、扁桃腺腫大以及其他扁桃腺炎的慢性症狀。

這讓我在很早以前就有一種想法，認為其他人可能擁有以萎縮退化性扁桃腺形式存在的隱性扁桃腺病灶。這些病人擁有一副在主觀上很不起眼、微小且平凡的扁桃腺，我研究過他們的病例，並且用遠紅外線檢查儀、皮節儀和其他方法做為協助，尋找隱性的扁桃腺病灶。根據我的觀察顯示，雖然大多數的病人從來沒有罹患過扁桃腺炎，但是我卻發現他們的扁桃腺病灶確實引起過中毒的現象；只要我們發現病人身上有這種情況，我就會執行扁桃腺切除術。

換言之，我們在外表看起來健康的扁桃腺發現與外觀不符的病情，而它們遠比那些明顯有病，會被醫護人員依照常規做法——也就是執行耳鼻喉切除——的扁桃腺還要嚴重得多。扁桃腺被膜總會顯得又硬又厚，因此牢牢附著在扁桃腺上，只有切除才能取下它。大約有百分之五的病患，擁有相當大但完全沒有癥兆的扁桃腺周圍（peritonsillary）以及後扁桃腺膿腫。

> **退化性變化不一定有可見徵狀**
>
> 雖然大多數的病人從來沒有罹患過扁桃腺炎，但他們的扁桃腺病灶確實引起過中毒的現象，換言之，看似健康的扁桃腺也可能有嚴重的退化性變化。

更常見的情況是，扁桃腺有一些膿腫，而且隱窩通常像櫻桃一樣大，裡面充滿了液體或是濃稠的膿汁，這種扁桃腺組織鬆軟泥濘，並且有腐臭的味道。當我們對這些扁桃腺進行組織檢查的時候，總會發

現它們有嚴重的退化性變化，而且在大多數個案裡，他們的淋巴上皮組織通常都已經完全萎縮。

所有這些無顯著特徵、在臨床上不起眼的小扁桃腺，都毫無例外地證明了它是最危險的病灶，它和隱性的牙齒病灶一樣，可能早已無聲無息地在人體內存在了數年，甚至是幾十年。

扁桃腺切除術的顯著益處，讓人們必須強制性地接受牙科的專業扁桃腺治療。每一個在我診所內進行的扁桃腺切除術裡，我們都能透過隨後進行的活體組織檢查，發現到嚴重和非常嚴重的破壞性扁桃腺進程，並且或多或少都合併了源於扁桃腺病灶的致命性中毒。病人做過扁桃腺切除術後，他們的恢復狀況讓人驚艷，而且一次又一次地在我的臨床診療上展現出讓人滿意的結果。

毒素不斷在退化性扁桃腺炎的血液裡循環，導致微血管出現永久性痙攣，這一點在許多癌症病患那循環不良且外觀蒼白的皮膚上可以看出來。

進行扁桃腺切除術後，毒素和它們的神經性影響就會隨之消失，通常可以馬上改善身體的循環和整體狀態。

就像我曾經說過的，在開始特別注意扁桃腺之前，我失去了許多很難醫治的病人，這些病人之所以沒救回來，並不是因為癌症的關係，而是因為急性心血管衰竭。在引進扁桃腺切除術之後，這樣的死亡變得非常罕見。

然而，**毒素循環所導致的死亡，只不過是慢性疾病造成眾多不斷威脅生命的危險之一**。靜脈炎、血栓、栓塞、肺炎、膀胱炎等等，往往把療程弄得非常複雜。以我的經驗來說，當我們引進常規的扁桃腺切除術後，這些情況也都明顯變少許多。

我觀察到的另一個現象，對於治療癌症來說也非常重要，這個現象常常與扁桃腺切除術有關。有很大比例的病人，他們的舌頭在手術前沒有舌苔，手術後則明顯出現黃色、咖啡色或黑色的舌苔。經驗顯示，腸道黏膜的疏通活性可以從舌頭表面或舌苔的狀況看出，如果舌苔出現改變，則表示之前堵塞的「腸子過濾器」已經打開。我們因此可以得到一個結論——扁桃腺病灶也會干擾腸道解毒和排泄的功能，恢復這些功能對治療癌症非常重要，因為來自腫瘤液體的壞死性毒素，有很大一部分是透過這條路線排泄出去。

有許多人還是認為，退化毀壞的扁桃腺對癌症病人來說還是很重要的，因為它是解毒和排泄的器官，因此我們必須不計一切代價地把它保留下來，但是就我的經驗來說，這種看法已被徹底地駁斥，任何人若實際看到癌症病人身上這些退化敗壞的扁桃腺組織，就會明白事實正好相反，因為**這些扁桃腺其實會加強腫瘤環境的毒性和防禦力的缺陷。**

> **腸道解毒對治療的重要性**
>
> 扁桃腺病灶會干擾腸道解毒和排泄的功能，恢復這些功能對治療癌症很重要，因為來自腫瘤液體的壞死性毒素有很大一部分是透過腸道路線排泄出去。

扁桃腺切除術後續需要進行去敏化治療，也就是使用取自牙齒和扁桃腺病灶的疫苗。扁桃腺底部的神經治療，則是這種療法的最後步驟。

血栓和頭部病灶

許多醫師都提出報告說，癌症病患罹患血栓的機率比較高，因此，我們可以假設癌症和血栓之間有因果關係。根據我的經驗，這種

傾向會隨著我們治療頭部病灶而降低。我曾為那些因為血栓而長期服用抗凝血劑的癌症病人進行治療，而在治療過他們的頭部病灶後，一般來說病人就能停用那些藥物。

在有些癌症病患的治療當中，我們發現這個療法還有其他輔助性的作用，那就是治療頑固性高血壓。這部分也是一樣，只要進行頭部病灶的治療，血壓通常會恢復正常。

> **頭部病灶**
>
> 頭部病灶被發現不只與血栓和頑固性高血壓有關，還也會促成衍生性病變的發展與癌症的生成，而且也會藉由刺激而對腫瘤生長產生直接性的影響。許多腫瘤似乎只有在病灶被移除後，才能對免疫療法產生反應。

腫瘤的生長常常會因為我們治療病灶而明顯地減緩下來。有時候腫瘤的發展會完全停止，甚至會萎縮。這樣看來，頭部病灶不只會促成衍生性病變的發展與癌症的生成，也會藉由刺激而對腫瘤生長產生直接性的影響。許多腫瘤似乎只有在病灶被移除後，才能對免疫療法產生反應，身體防禦力之後出現改善，則明確顯示身體對免疫疫苗的反應。

儘管如此，依我個人無奈的經驗顯示，人們通常是在癌症的末期階段時才著手治療病灶。在我治療過的絕大多數病人中，很明顯**應該在很多年以前，甚至是在腫瘤出現的更早之前就治療病灶**。沒有在一開始就著手治療病灶，提醒了我們一個令人難過的事實，那就是還有太多醫生和牙醫未能體認到一個重要的道理：**未加處理的病灶，確實和癌症的發展有密切關連。**

在我們每一天的生活型態裡，還有其他的面向間接影響了癌症的發展。

Chapter 9
改變你也在吃的「半自養飲食」
避免營養不良導致癌症

Chapter 9

> **Point**
>
> - 所有慢性疾病，包括癌症，在某個程度上都是因為營養不良所導致，可見，適當的飲食確實對於慢性病有正面的影響。完善且符合生理需求的食療，是成功治療疾病重要的先決條件。
> - 飲食裡如果只含新鮮的植物，能降低基礎代謝率，同時提升身體健康。一樣的食物一旦經過烹煮，就會在幾週之內使人產生貧血、水腫和其他嚴重萎縮的症狀。
> - 現代飲食對健康充滿殺傷力，除了缺少必要元素外，還含有許多外來物質，例如殺蟲劑、防腐劑和其他改良劑，以及過度燒烤的產品和其他的烹煮方式。這些做法都會對酵素和維他命產生抑制和摧毀的影響，甚至進一步耗損這些必要的物質。
> - 肉類蛋白質容易在消化過後造成血液裡漂浮著能引起過敏的短肽和多肽，還有像是寡肽、糞素、屍胺、腐胺和其他壞死毒素等腐敗的毒素，因此在治療腫瘤時應盡可能少吃肉類。
> - 飽和脂肪酸是「死掉」的脂肪，它完全被氫原子所飽和，因此無法再產生化學反應。而不飽和脂肪酸具有高生物重要性，不只是建造身體的材料和燃料，也是細胞的輔酶和代謝要素。
> - 癌細胞缺乏必要的酵素系統，所以只能利用葡萄糖，此外，能促進癌症的糖還有麥芽、甘蔗、甜菜糖、紅糖及其製品。
> - 活的食物與新鮮的食物對整個健康來說非常重要，這種看法在最近幾年開始受到人們的支持，每餐裡至少要有一半的分量是這種食物，最好能達到三分之二。
> - 吃得愈多，身體需要的水分就愈多。身體需要水的輔助使製造出來的固體殘渣物質透過肝臟、腸子、皮膚和腎臟排出。殘渣物質愈多，身體就需要更多的水來排泄它們。

所有慢性疾病，包括癌症，在某個程度上都是因為營養不良所導致，可見，適當的飲食確實對慢性病有正面的影響。完善且符合生理需求的食療，是成功治療疾病重要的先決條件。

在了解適當飲食的必要成分之前，讓我們先看看營養科學的歷史發展。

營養科學的歷史發展

談到食物的化學成分，第一個重要的發現可以追溯到1840年。當時，人們發現所有食物都包含三種基本的有機物質：蛋白質、脂肪與碳水化合物，而其他成分則被歸類為殘渣。在當時，人們認為最完整適當的飲食應根據體重而定，每1公斤的體重每天應進食1公克的蛋白質、1公克的脂肪，以及6公克的碳水化合物。但實際上，這個分量遠低於身體的每日所需。

在1875年，佛克（Falk）、霍夫曼（Hofmann）以及福斯特（Forster）用動物來界定食物的需求量。發現除了蛋白質、脂肪和碳水化合物之外，過去被視為殘渣的食物也有維持生命所需的重要成分。

在1881年，魯尼（Lunin）得到一個結論說，人類的食物必須包含其他未知結構的維生要素。然後，在1895年和1896年，艾希曼（Eijckmann）終於成功分離出第一種這類物質——也就是預防腳氣病因子，這種物質就是大家之後所熟知的維生素B_1；而在後來幾年，人們又陸續發現了大約四十種的預防物質。在1929年，方克（Funk）建議我們應該稱這些物質為維他命，而未能適當攝取這些營養成分所引起的疾病，也因此被稱為維他命缺乏。

Chapter 9

從1923年開始，科拉思進行了許多動物實驗，想藉此了解若只靠當時發現的微量元素與有機化合物，是否足以維持生命和健康。於是，人們漸漸了解，除了已知的維他命和生物元素之外，若想要擁有健康的話，食物裡就必須含有其他要素。第一個要素就是現在所知的幾個維他命B群活化劑，也就是所謂的「助長素」（auxons），因為它能刺激生長與再生。第二種維生所需的要素是新鮮的植物性或動物性蛋白質。

如果飲食裡沒有足夠助長素與維生的蛋白質，就會發生「亞健康」或半自養的情況，並且可從以下的癥狀和訊號中看出：

一、生長受到抑制，再生有缺陷。
二、牙齒和骨骼腐壞。
三、神經節細胞萎縮與耗損、神經功能障礙以及身心症。
四、賀爾蒙功能受到抑制，尤其會影響腦下垂體和腎上腺，對壓力有不適抵抗。
五、間質萎縮。
六、抗體製造量下降，導致抵抗力下降且容易受到感染。
七、專性腸菌叢退化，慢性便祕。
八、傾向罹患各種慢性病，包括癌症。
九、提早老化。
十、壽命降低。

這份清單列出的項目，和人類每天因為不當的飲食習慣所造成的傷害之間，有著驚人的相似性。

的確，根據研究顯示，現代人的平均飲食裡，助長素和有用的蛋白質所占比重相當低，所以當然不足以應付身體最低的需求。因此，「半自養飲食」這個詞，才最能夠精準說明我們平均的飲食狀況。

熟食對營養的破壞

我們對於維他命B群的助長素了解得很少。我們可以在酵母和完整或壓碎的穀物裡發現大量的B群，而且即使將它們加熱到攝氏160度，也不會讓它們的效果喪失。但是，如果將B群和氧氣接觸的話，它們就會在四到八週之內損毀。生長素的生化活動與泛酸十分相似，生長素和泛酸一樣，對於細胞的代謝扮演重要的角色，而且可以在再生的過程中起著重要的地位。

為了完整了解生食食物的價值，布登傑（Pottenger）和西蒙生（Simonsen）花了超過二十年的時間以八代的貓研究營養。其中有些貓終其一生都被餵食沒有加熱的牛奶和生肉，其他的貓則食用煮熟的牛奶和肉。

吃未經加熱食物的貓身體一直都很健康，它們的後代也是如此。相對的，吃煮熟食物的貓則出現了半自養的症狀和跡象，而且它們的後代生下來就發育不全，頭骨和牙齒也有缺損，同時有其他半自養的跡象；這些貓的第三代子孫還都是畸胎或死胎。從第四代開始，這些吃熟食的貓其後代開始絕種，如果

> **適量生食有益健康**
>
> 新鮮食物有助於提升健康，而只吃過度烹調的食物則可能導致營養不良。在布登傑著名的實驗中，只吃熟食的貓其後代會出現發育不全的狀況，影響直至三代，從第四代開始，這些吃熟食的貓的後代開始絕種。

要讓半自養的情況消失，則還需要靠連續四代的子孫都改吃生食才能辦到。

此外，當我們把吃生食的動物的排泄物當成肥料施肥在貧瘠的土壤上，種植在上面的植物能生長得很好。但是，如果把吃熟食的動物排泄物拿去施肥，則只會讓土壤變得貧瘠。

在日本，倉恒（Kuratsunes）是一個夫妻團體，他們花了很長的時間用自己的飲食做測試，最後得到相似的結論。飲食裡如果只有新鮮的植物，就能夠降低基礎代謝率（可能有益於減少氧化壓力），同時提升身體健康。而一樣的食物如果經過烹煮，就會在幾週之內使人產生貧血、水腫和其他嚴重萎縮的症狀。

牛津的麥卡里森（McCarrison）和瑞士首都伯恩的阿貝爾（Abelin）以及其他科學家得到的結論是，新鮮的飲食裡有我們不知道的重要物質，以及我們已知的重要因子。這些東西對於維持健康有著相當的重要性。

營養主要用來提供身體適當數量的所需物質，藉此維持細胞功能和再生。但是，當今人們的平均飲食並不充分，少了上述說的一些必要的元素，例如維他命、礦物質和其他物質。

然而，**少了必要元素並不是現代飲食唯一的缺失**，它的問題還包括：食物中含有許多外來物質，例如殺蟲劑、防腐劑和其他的食品改良劑，以及過度烹調和其他的烹煮方式。

幾乎所有這些做法都會對酵素和維他命產生抑制和摧毀的影響，甚至進一步耗損這些必要的物質。

實驗指出，因為營養不良所導致的人體失調，可以透過攝取最大生物性價值的飲食而逐漸得到恢復。

在慢性疾病裡，適當的營養具有高度的重要性，而一般的營養無法應付這種需求。比方說，糖尿病患者需要低量的碳水化合物飲食；風濕病患者或有腎結石的人，需要沒有尿酸和草酸的食物；肝臟受損的人，則需要能保護肝臟的豐富蛋白質飲食。

癌症病人的飲食則必須沒有致癌物和促進癌症的因子，也就是說，我們必須將飲食調整成適合癌症病患病理的代謝狀況。

此外，癌症病患的飲食還必須滿足其他需求：食物必須富含維生物質，並且包含適當數量的高價值、易消化的蛋白質；動物性脂肪含量必須很少，且富含維他命F的植物性脂肪則必須很高；必須盡可能沒有會發酵的碳水化合物，像是葡萄糖或能形成葡萄糖的碳水化合物。最後，癌症患者的飲食必須以新鮮的食物為主，我將在此一一說明這幾個部分。

蛋白質

就量來說，蛋白質物質是組成所有細胞最重要的成分。蛋白質是高分子的有機化合物，由含氮胺基酸的多重鏈所組成。胺基酸總共有二十七種，每一種對於蛋白質的合成來說都是必要的。但是，其中有十二種無法在身體裡形成，而必須靠規律的每日飲食來攝取。

因此，除非這十二種胺基酸以正確的比例和適當的數量出現在飲食裡，這種食物才算具有生物價值的

> **癌症病患這樣吃**
>
> 癌症病患的食物除了不能有致癌物和促進癌症的因子之外，還必須富含維生物質，並且包含適當數量的高價值、易消化的蛋白質；動物性脂肪含量必須很少，而富含維他命F的植物性脂肪則必須很高。

Chapter 9

蛋白質食物。舉例來說，能完全符合這些要求的食物有全麥麵包、大豆、堅果、酵母、蛋、牛奶和奶製品、肉和魚等等。因此，我們可以透過攝取多種食物得到足夠數量的有價值蛋白質。人們普遍認為，身體只能夠透過肉類來獲得高價值的蛋白質，但這種看法其實是錯的。

每公斤的體重每天大約應攝取1公克的蛋白質，而奶酪或瘦肉有六分之一的重量是蛋白質物質。

因此，一個體重60公斤的人，每天需要的60公克蛋白質物質，可以從大約360公克的奶酪裡取得。

取自酸奶製品的蛋白質大多容易消化，而且是最健康的動物性蛋白質。如果蛋白質需求由肉類來滿足，那麼大部分沒有消化完全的蛋白質會留在大腸裡，之後和酸奶製品一起進行細菌分解。如果消化的狀況不佳，血液裡一定會漂浮著能引起過敏的短肽和多肽，還有像是寡肽、糞素、屍胺、腐胺和其他壞死毒素等腐敗的毒素，一般來說，吃過肉類後，這種情況會比喝過牛奶或吃過起司還要嚴重得多。

雖然肉類和牛奶蛋白質非常相似，但是在可消化性、效用和相容性上，它們卻有根本上的差異。就像我先前說的，牛奶的蛋白質代謝迅速，能構成身體主要的蛋白質，而且只有相對少量的殘餘物會被轉換成生物胺和過敏原。另一方面，肉類則有很大一部分會被轉換成必須透過肝臟來中和的腐敗物。因此，**常常攝取大量的肉類會引起後續的自體中毒現象。**

任何摧毀腫瘤的治療都會因為腫瘤細胞逐漸壞死，而出現重複中毒

不是只有肉類才含有高價值蛋白

十二種必需胺基酸以正確的比例和適當的數量出現在飲食裡，這種食物才算具有生物價值的蛋白質食物。能夠完全符合這些要求的食物有全麥麵包、大豆、堅果、酵母、蛋、牛奶和奶製品、肉和魚等。

的現象。當身體要把這些含有劇毒
的物質排泄出去時，會同時發生腸
源性自體中毒，以及使腸黏膜的解
毒與排泄功能堵塞，導致排泄受阻
的現象。由於這兩種情況常發生在
癌症病患身上，因此在治療腫瘤時
應盡可能少吃肉類。

> **肉類的危害**
>
> 由於肉類不易消化而且對腸道環境有不利的影響，而且還會產生必須透過肝臟來中和的腐敗物，因此癌症病人應盡可能減少攝取肉類。

就像我之前說過的，我們可以用奶酪、酸奶或起司等方式為身體補充牛奶的蛋白質。2公升的牛奶所含的蛋白質，大約和350公克的奶酪或瘦肉差不多，也接近一個體重60公斤的人一天所需的量。但是，在今天，不同種類的奶類的價值差異很大，有些奶類則很不適合癌症病患飲用。

癌症病患的蛋白質指南

癌症病患不能喝新鮮牛奶，因為它包含了春季的促生長雌激素，**就抗癌飲食來說，雌激素可不是什麼好東西**。然而，酸奶則因為細菌發酵的關係，比較少有這種不好的生長物質，同時它還能很大程度地轉變成維持生命必須的蛋白質，也就是細菌蛋白。

但是，並不是所有種類的酸奶都適合癌症病人飲用。酸奶的生物性價值比起游離的右旋乳酸與腸專性細菌還要高，凝結的牛奶內含鏈球菌，鏈球菌會製造出對腸道菌叢非常重要的右旋乳酸。此外，脫脂牛奶特別有價值，因為它富含維他命，尤其是乳清酸的含量很高，而且還有保護肝臟的特別功效。

Chapter 9

雖然酸奶有很高的乳酸菌，但是一般的優格並不完全適合癌症病人食用。或許優格能讓腸子裡致病的細菌迅速被排出，卻無法代替任何其他的酸奶，因為優格菌並不會留在腸子裡，而是會被排泄掉。

我們可以考慮把酸奶製品當成重要的蛋白質來源，而它們的適合程度取決於發酵的種類、脂肪以及鹽分。脫脂起司比一般起司好；減鹽或無鹽起司則比鹽分正常的起司好。

至於肉類，由於它不易消化而且對腸道環境有不利的影響，因此癌症病人應該減少攝取肉類。此外，仍然有些肉類還比其他肉類好。

所有的內臟器官（肝臟、脾臟、胰臟、肺等）都比肌肉來得好。野味（鹿肉、野生鳥類）和草食性動物（綿羊、羔羊），以及靠海水和淡水生存的魚類，都比其他肉類更適合，農場動物（小牛、牛肉、家禽）則其次。專門養來食用的動物（豬、鴨、鵝、火雞、兔子）則非常不適合食用。豬肉（包括野豬）和所有豬肉製品（火腿、香腸等），就算量很小都還是應該避免食用，因為它們都有豬肉毒素，也就是霍亂毒素。

肉類是否有食用價值，很大程度取決於它的烹調方式。對有些人來說，煮過和烤過的肉吃起來比生肉美味，卻沒有和生肉相同的生物性價值。煙燻的肉類，包括香腸、加工過的魚類等等，無論它的來源是什麼都不適合食用，在煙燻的過程中，這些食物會含有大量的防腐物質，這些物質會扼殺黏膜的菌叢，也會有不同程度的致癌物質。

大豆裡面最多的就是蛋白質，在相同的重量下，大豆比瘦肉多出兩倍多的胺基酸營養價值。大豆擁有27%的澱粉，18%的高品質油脂，還有大約55%是維他命F，以及高比例的卵磷脂，卵磷脂是細胞膜、粒線體與細胞核的一種活性代謝結構物質。

堅果，尤其是榛果、胡桃和杏仁，也有高價值的蛋白質，而且平均來說有60％的優質脂肪，裡面富含維他命F以及沒有膽固醇的卵磷脂。**花生雖然含有許多有價值的物質，卻不適合癌症患者食用。**

酵母非常適合癌症病人食用，因為它有許多能解毒和抑制癌症的成分。乾的酵母、新鮮的活酵母，以及發酵的啤酒酵母都很合適，但是活酵母的益處比乾的酵母多很多。

脂肪

再來，我們看看脂肪。脂肪是一種有機化合物，它由一個丙三醇分子和三個脂肪酸分子所形成。脂肪酸是一種有機的組成物，與糖的成分相同，只是結構上不同而已。脂肪酸有兩種，一種是飽和脂肪酸，另一種是不飽和脂肪酸。

飽和脂肪酸和丙三醇一起形成固態脂肪，它完全被氫原子所飽和，因此再也無法產生化學反應，換言之，它們是「死掉」的脂肪；不飽和脂肪酸是不完全被氫所飽和的脂肪，因此能夠起化學反應。這兩種脂肪和丙三醇共同形成液態脂肪，也就是油脂。

不飽和脂肪酸有很多種，有些具有很高的生物重要性，因為它們不只是建造身體的材料和燃料，而且也是細胞的輔酶和代謝要素，因此，它們是真正重要的物質。高不飽和脂肪酸，例如丙三醇和花生油酸，都被認為擁有維他命F。

> ### 「死的」動物性脂肪
> 所有的動物性脂肪，包括培根、豬油、奶油、澄清奶油等，都因為膽固醇過高而不適合人們食用。這些動物性製品包含許多「死亡脂肪」，能產生化學反應的「活」脂肪或維他命F的含量則相當少。

不飽和脂肪酸的含量愈高，脂肪的生物性價值就會愈大。維他命F是某些丙三醇的成分，富含丙三醇的細胞特徵在於，它的粒線體和裡面毫無殘渣，而缺乏丙三醇的細胞則充滿了殘渣物質。

1962年的時候，蘇聯的奈法赫（Neifakh）提出報告說，腫瘤組織完全沒有重要的脂肪酸，也就是沒有維他命F。就像庫斯米那－美亞（Kousmine-Meyer）和布緯（Budwig）所說的，**任何富含固態脂肪和低維他命F的飲食，都可能會促進癌症的發展。**

我曾經說過，所有的動物性脂肪，包括培根、豬油、奶油、澄清奶油等都因為膽固醇過高而不適合人們食用。所有這些富含膽固醇的動物性製品，都包含了許多——甚至是完全——死亡的脂肪，「活的」脂肪或有維他命F的維他命則含量很少。

植物油的維他命F含量多寡，取決於這些油的製造和處理。**只有未經處理、冷壓的油，才可能有最多的維他命F。**含高維他命F或內含其他活氧成分的油，包括冷壓和未經過人工處理的葵花籽油、亞麻子油、大豆油、小麥胚牙油、玉米油和薊油（維他命F含量達到80％，而奶油只有3％）等，以及從這些油製造出來但沒有加熱處理過的健康人造奶油。

並非所有含維他命F的油都適合食用。花生油雖然有豐富的維他命F，而且很好吃，卻有可能被黃麴毒素所汙染；黃麴毒素常見於花生裡面，是一種有毒的黃色黴菌。

把油類或脂肪加熱，會減損或破壞它們的維他命F，因為在高溫下的維他命F很容易和氧氣結合而變得飽

> **花生油容易有黃麴毒素**
>
> 並非所有含維他命F的油都適合我們食用，舉例來說，花生油雖然含有豐富的維他命F，而且十分美味，卻有可能被可能致癌的黃麴毒素所汙染。

和,因而使它們喪失維他命。取自植物的脂肪如果在製造的過程中長時間加熱的話,它們的維他命F和生物性價值也會打折,**將脂肪密集或長時間加熱,也會產生致癌毒素**;最後,加熱的脂肪也會有引起過敏的特質。慢性代謝失調,包括各種癌前狀況,都可能是因為不斷攝取加熱的脂肪所引起的。

碳水化合物

在抗癌的飲食上,碳水化合物也值得受到人們特別注意,除了碳之外,它們還有和水相同比例的氫和氧。碳水化合物有單醣、雙醣和多醣三種。

癌細胞對醣類的利用

單醣碳水化合物有六個碳原子,包括葡萄糖、果糖以及山梨醇(糖尿病糖),水果裡也會有多醣,尤其是花楸漿果,它是花楸的小紅莓,食用後在肝臟轉變為果糖。單醣不需要消化,它們可以透過腸壁進入血液裡。

雙醣,如蔗糖、麥芽糖或乳糖,都是兩種單醣分子和十二個碳原子的化合物。胰臟和腸黏膜的雙醣分解酶將它們降為單醣,然後以單醣的形態進入血液。

多醣,如澱粉、肝糖和纖維素,是許多單醣分子結合的產物。透過多醣酶的分解變成單醣,並以單醣的形式透過腸壁吸收。

健康的細胞和癌細胞的不同之處,在於健康的細胞能夠利用糖。

健康的細胞因為有我們呼吸的氧氣的幫助，可以將單醣燃燒成二氧化碳和水，但由於癌細胞缺乏所需的氧化酶，因此無法利用氧氣，所以在癌細胞裡，糖只能靠右旋乳酸的形成才能發酵。

即使如此，癌細胞還是無法讓所有的糖發酵。身體裡的葡萄糖一向以血糖的形式出現，而除了葡萄糖之外，細胞因為缺乏必要的酵素系統而無法利用其他單醣。我們能藉此區分出兩種碳水化合物，一種是癌細胞能夠發酵的碳水化合物——也就是會促進癌症；以及癌細胞無法發酵的碳水化合物——也就是不會促進癌症。

除了葡萄糖之外，促進癌症的糖還包括受消化酶影響的碳水化合物，它們能被轉換成葡萄糖，尤其是麥芽、甘蔗和甜菜糖。這種情況也適用在未精製的紅糖與糖漿，以及所有用這些糖做成的補品、甜食和果醬。

細胞究竟會把糖發酵掉，或把它燃燒成二氧化碳，不只取決於糖分的結構，還要看細胞的酵素平衡，以及依賴這種平衡的代謝活動。許多酵素都是維他命和蛋白質的合成物，由輔酶（維他命）和酶蛋白（類核蛋白）所組成。因此，只有當細胞適當地具備所有必須的物質後，正常的代謝和氧化過程才有可能發生。如果必要的物質不足，就會造成細胞裡的酵素有所缺陷，如此一來，細胞就再也不能進行正常的代謝活動，並且必須限制自己不去發酵供應能量的碳水化合物。

可想而知，發酵的過程愈強，細胞就會有愈多的糖。血液裡的葡萄糖愈多，發酵就會很活潑；如果血

> **誘發癌症的糖**
>
> 除了葡萄糖之外，促進癌症的糖還包括受消化酶影響的碳水化合物，它們能被轉換成葡萄糖，尤其是麥芽、甘蔗和甜菜糖。這種情況也適用在未精製的紅糖與糖漿，以及所有用這些糖做成的產品。

糖很低，發酵的程度就會降低。可惜的是，**人們普遍還是習慣把葡萄糖當成「補品」來注射，但這樣做對癌症病患來說卻可能有壞處。**

攝取形式決定致癌程度

碳水化合物的發酵會不會出現反常或發酵到什麼程度，取決於它們用什麼形式被人們吃下肚──是以新鮮的水果、新鮮水果拼盤，或是高濃縮的純物質（例如屬於食物添加劑的葡萄糖、甜菜或蔗糖，或是這些糖類做成的食物）。攝取這些濃縮的糖類後，血糖會上升，在某些情況下，這種情況甚至會讓一個健康細胞的發酵系統負擔過大，讓它陷入急性的「必要物質缺乏狀態」，並導致代謝障礙。很明顯地，攝取碳水化合物最好以新鮮的形式為優先。

一個人若**養成吃甘味劑或甜食，以及喝含糖飲料的習慣，可能對健康造成損害**，所以癌症病患必須在他們的飲食裡戒除這種習慣。但是如果習慣很難戒，那最好選用不會發酵的糖，因此，不會促進癌症的糖比市售糖要來得好。

果糖是不會發酵的糖，而且也能對肝臟產生特定的效果，但是必須與必要的維他命一起攝取，而這些維他命則不能含有這些糖的濃縮物。換句話說，當我們攝取果糖時，必須搭配來從其他來源的維他命，例如沒有處理過也沒有加熱過的蜂蜜。如果蜂蜜的品質良好，它就成了重要的糖類，因為它有三分之二的果糖和三分之一的葡萄糖，加上許多很有價值的維生物質。

乳糖（β-乳糖）是只出現在奶類裡的雙醣，它的發酵分解會製造出半乳糖和葡萄糖，是我們每日飲食裡至關重要的成分。如果能有乳

糖的輔助，許多重要的生化過程就能有最佳的效果，因為它和大腸的大腸桿菌一樣，也是維持小腸菌叢不可或缺的東西。為了細胞成分的生物合成，人體需要固定攝取大量的半乳糖。基於這些理由，每天攝取乳糖對所有人來說都是很重要的一部分。

澱粉是一種多醣，由許多單醣化合而成，它會在腸子裡被降為單醣，並且吸收到血液裡。麵包、布丁、蛋糕和糕點裡的澱粉，和澱粉類蔬菜像是馬鈴薯，幾乎是每個人每日飲食的必須食品。

和肉類菜餚一樣，澱粉質食物的健康價值有很大程度取決於它的處理方式，以全麥麵包來說，穀物是最完美的食物，1公升的新鮮小麥和少量的海鹽是古代羅馬士兵每天都會有的配糧。至於全麥，它除了含有澱粉、最有生物價值的脂肪、活酵素和其他不可取代的重要物質之外，100公克的全麥含有的蛋白質價值，甚至和80公克的瘦肉一樣。因此，我們應盡可能每天攝取以新鮮全麥穀物製成的澱粉。

讓人遺憾的是，今天一般吃的穀物既不是全麥也不新鮮，通常經過研磨和精製，因此流失掉它非粉質的成分（麥麩）以及維他命和礦物質。這種精製過的麵粉，後來會再被加入殺蟲劑、漂白劑以及染色劑，食用這種摻了添加物的食品，可能會讓健康受損，基於這點考量，我建議癌症病患應該選擇糖尿病患者的飲食方式。

有益健康的飲食

活的新鮮食物

晚近的新看法認為，活的食物與新鮮的食物對整個健康來說非常

重要，而這種看法在最近幾年開始受到人們的支持，每餐裡至少要有一半的分量是這種食物，最好是三分之二。

藉由吃新鮮的食物，可以防止不正常的發酵過程出現。例如生的蔬果和蔬果汁，未經加工過的全麥、全麥麥片、沒有加熱過的酸奶、卡達乾酪、起司、德式酸菜和生蛋黃。

新鮮蔬果是我們目前所知最容易消化的食物，它們能夠很快地從胃移動到腸子。但即使如此，如果酵素分泌出現缺陷或腸子菌叢失調，這些食物還是可能導致腸胃脹氣和腹痛。**在這種情況下，病人很容易怪罪到食物上，而不會去思考自己的身體有什麼功能障礙。**一般來說，我們可以藉由單吃某一種新鮮食物，或是把這種食物當成開胃菜，來預防這種不適的狀況；如果一起吃或先吃一些很難消化的東西（例如肉類或馬鈴薯）之後才吃，新鮮食物就會在胃裡滯留。

任何新鮮的食物都必須經過仔細且完全地咀嚼。

> **抑制不正常的發酵作用**
>
> 活的食物與新鮮的食物對整個健康來說非常重要，也可以防止不正常的發酵過程出現。每餐裡至少要有一半的分量是這種食物，最好能達到三分之二。

攝取水分有助殘渣的排除

除此之外，水分的攝取也十分重要。成年人的體內有65％都是水，就算沒有激烈運動，身體一天還是會喪失二十分之一的水量，而且喪失的水分必須持續獲得補充。空氣的溫度很自然會影響出汗的量，另外，食物也是一個重要的因素：**吃得愈多，身體需要的水分就愈多。**我們可以從一個事實看出維持身體水分平衡的重要性：一個健

康的人可以四到六週不吃固體的食物，但一般頂多只能維持六到十天不喝水。

除非有水的輔助，否則身體製造的固體殘渣物質就無法透過肝臟、腸子、皮膚和腎臟排出；殘渣物質愈多，身體就需要更多的水來排泄它們。

由於尿液裡的殘渣濃度和出汗程度不能升高至某個最高值，因此就算某個人的身體健康，但水分攝取不足仍可會導致殘渣堵塞，並且伴隨許多失調出現。

一個生病的人若有較多的殘渣，加上缺少水的滋潤，他便無法應付殘渣的問題。

誠如我們所知，無法排泄的廢物將會沉澱在結締組織的儲存細胞裡，然後，它們遲早會引發間質堵塞，進而導致身體防禦機制失調。

水分攝取不當可能還會導致許多失調。在體內循環的血量、血液的代謝功能以及有機功能，都會因為水分攝取不當而使功能大打折扣，也會使得血液開始變得濃稠。

因此，心臟必須更費力地工作，才能讓這些濃稠的血液得以循環下去。唾腺、肝臟和腸子分泌的消化液也會變得不足。如此一來，將不可避免地造成消化不良與回吸作用、腸道腐敗物增加，與來自腸子的自體毒素等。

研究顯示，生活型態正常的健康人，每天每公斤需要40到50毫升的水，也就是說，一個體重60公斤的人，每天大概需要3公升的水來維

> **水能輔助身體排毒**
>
> 為了降低已經存在於體內的過量殘渣，或是避免殘渣繼續累積，除了一般的湯或其他多汁的菜餚，建議在每一餐的間隔間額外補充至少2公升不含糖的花草茶，或純淨不含氯的礦泉水，也可加一點果汁讓口感變好。

持他的水平衡。我們每天攝取的食物大概平均含有1公升到1.5公升的水，因此還必須額外補充1.5公升到2公升的純水。但是，大多數人喝的水量卻只有需求量的一半。

很多人並不清楚這個狀況，所以大多數的人都因為慢性缺水的原故而有脫水的情況。

為了降低已存在於體內的過量殘渣，或是避免殘渣繼續累積，我會建議人們除了一般的湯或其他多汁的菜餚之外，最好能夠在每一餐的間隔之間額外補充至少2公升不含糖的花草茶，或純淨不含氯的礦泉水，也可加一點果汁讓口感比較好。

小心加工食物中的鹽

來自採鹽場的市售鹽類幾乎都是純的氯化鈉，這些鹽無法和鈣、鉀、鎂與其他微量元素形成平衡，因此從健康的角度來看，對人體並不好。那麼，哪種鹽好呢？比起鹽場加工過的鹽，我們應該使用天然的海鹽，因為海鹽包含所有必要的礦物質，這些物質混合在一起，就非常接近我們血液的狀態。

但是即使是來自海裡的鹽，也不應攝取過量。如果有人嗜吃鹽，一定要盡可能用其他調味品來取代，例如綠色花草以及富含高生物價值的調味料。

許多市售的食物，例如麵包、起司、蜜餞、肉和香腸製品，在製造的過程中都會使用鹽，因此一般的飲食裡含有大量市售鹽類，並且在我們不知不覺的情況下吃下肚了。然而，仍舊有許多未放鹽或使用海鹽的食物，我們可以優先攝取這類食物。

Chapter 9

酸鹼平衡的重要

蛋白質、脂肪和碳水化合物以及食物裡的其他養分，都會被消化成低分子的可溶性化合物，它們在水裡溶解後的反應可能是酸性或鹼性，因此，它們能在酸鹼度上改變體液的化學反應。

由於身體必須在體液差不多達到平衡的狀態下才能正常運作，因此，只偏重於攝取酸性或鹼性食物，可能會對人體造成傷害。很清楚地，我們應該盡力確保身體透過正確的飲食選擇，來達到酸鹼平衡的目標。

根據畢爾克-本納（M. Bircher-Benner）、伯格（R. Berg）與拉曼（Lahmann）等人的看法，只有當每一餐都有平衡比例的鹼性食物和酸性食物，身體才能達到這樣的均衡。

除了部分被列入酸性食物的水果之外，其他各式各樣的蔬果以及所有的奶類製品都是鹼性食物。酸性食物則包含：所有穀物和麵粉，以及用它們製做而成的布丁、麵包和蛋糕；黃豆芽、蘑菇、豆類、堅果、蔓越莓、李子；所有脂肪和油類；蛋和蛋相關的菜餚、卡達起司和起司，以及所有的肉類和魚類。

如果每餐食物有80%的重量是鹼性食物，20%是酸性食物，就可以確保酸鹼達到平衡。

福斯格倫（Forsgren）等人認為，身體所有的維生過程都受到太陽的每日節奏所影響，許多維生功能都會因為白晝時間的長短，使各

> **攝取蛋白質的時段**
>
> 身體的所有維生過程都有生物宇宙節奏，腸胃液消化蛋白質的能力在中午的時候達到最高，因此含蛋白質的食物應大部分在早上和中午之前吃完，晚餐則應該以生菜沙拉，水果和類似的低蛋白質和低卡路里菜餚為主。

種活動的節奏出現或快或慢的情況。就我的觀點來看,把我們的飲食習慣調整到和生物宇宙節奏相當是明智之舉。

既然腸胃液消化蛋白質的能力在中午時達到最高,因此含蛋白質的食物應大部分在早上和中午之前吃完,晚餐則應該以生菜沙拉、水果和類似的低蛋白質和低卡路里菜餚為主。

Chapter 10
另一條生路
為被判「無藥可醫」的病人移除腫瘤環境

Chapter 10

- 在施行傳統療法之前，病人的命運就已經被他自己的抵抗力給決定了，如果抵抗力已經受損到再也無法挽救的地步，那麼就算用了最高超的外科技術或放射治療，也都將無濟於事。

- 只是利用手術把腫瘤除去是不夠的，若這樣做，就必須時時遵循那些能夠移除體內腫瘤環境，同時強化身體防禦力的療程。

- 應盡可能避免去擠壓組織，因為這樣做可能會導致癌細胞大量地擴散；手術的部分則應該能免就免，這樣才能減少開刀帶給身體的壓力，因為開刀只會弱化自然防禦機制。

- 透過細心地移除病灶、適當設計的飲食計畫，以及用特定方法幫身體解毒等全身療法，可以控制體內的腫瘤環境和腫瘤本身，同時強化宿主的抵抗力，甚至讓一些無法接受手術的病人好轉到可以開刀的程度。

- 用放射線摧毀腫瘤會對內在環境與抵抗力產生影響，而臨床經驗顯示，進行放射線前後使用全身療法，病患的存活率與治癒率都會大幅提升。

- 所有因為癌症（包括皮膚癌）而接受傳統治療的人，只有大約20％在手術、放射線治療和化療後活超過五年。儘管技術進步了，癌症存活率卻無明顯提升。

- 無法用典型療程處理的腫瘤，也許仍然會對免疫療法、化療或酵素療法起反應，如果將這所有的方法都統合在全身療法的架構下，它們就能發揮出最大的效益。

- 除了癌症之外，其他像是風濕病、糖尿病甚至是肝硬化，都曾經被全身療法所緩解甚至治癒，因而再次證明了混合療法才是真正能治療病因的方法。

在1970年，世界上最受人敬重的幾位腫瘤學家，出版了一本有關癌症的書給一般大眾閱讀。這種做法很不常見，更了不起的是，他們在書裡還說明了當前治療惡性疾病的成效。

約翰・布魯斯爵士（Sir John Bruce）是蘇格蘭愛丁堡大學臨床手術的教授，他曾經說過，人們不應以為他或任何其他外科醫生，都很滿意用手術處理癌症的結果。他說：「治療癌症的曙光可能出現在任何地方，就是不會出現在手術房裡。」約翰爵士的這一番話呼應了他幾年前所說的話。

手術摘除腫瘤有其極限

在1931年，位於巴塞爾的大學醫院，院裡的外科部醫療主任亨斯臣（C. Henschen）曾經說，癌症是一種全身性的疾病，因此必須使用全身性醫療與手術來治療它。幾年之後，另一個傑出的外科醫生法蘭茲・康尼（Franz Koening）也說：「治療癌症不完全是一個手術的問題，它很大程度取決於身體的防禦能力。」1938年的時候，趙爾布魯赫（F. Sauerbruch）說了類似的話：「我們外科醫生知道自己只不過是移除了肉體上的缺陷，卻對這類疾病無法產生任何影響。」

至於放射線療法，位於日內瓦的國際抗癌聯盟主席艾瑞克・伊森博士（Dr. Eric Easson）承認說：「『從純粹技術的角度』來說，我

> **移除腫瘤不等於移除癌症**
>
> 連許多優秀的外科醫生也承認，癌症治療不完全是一個手術的問題，它很大程度是取決於身體的防禦力，就算移除了肉體上的缺陷（腫瘤），對癌症卻仍舊束手無策。癌症是一種全身性疾病，須用全身性醫療和手術來治療。

們很難想像放射線還能有什麼重大的進展。」約翰・馬提亞斯博士（Dr. John Q. Matthias）是倫敦皇家馬斯登醫院的顧問醫生，在寫到化療的時候，他承認很難只靠藥物就治好癌症。

這種坦白的態度讓人耳目一新，而且受人歡迎。更重要的是，這種誠實的答案解答了為什麼那些癌症已經嚴重到無法治療，也對放射線毫無反應的病患，應該採用全身療法來治療。

腫瘤的生長，無論是原發性腫瘤、續發性生長或腫瘤轉移，都一定意味著兩個因素：

一、腫瘤環境的出現以及抵抗力的降低，因此，身體有了製造腫瘤的傾向。
二、出現的癌細胞能夠增生。

我們無法用手術或放射線治療除去這些因素。

就理論來說，採取激烈手術是為了要徹底把體內的癌細胞都清除。就算我們曾達到這個目標，但這還是相當罕見的結果，因為就算是最小的微小癌，癌細胞也會不斷轉移。馬泰、爾巴（Wrba）和其他研究人員透過動物研究顯示，**就算病人做過最完美的手術，之後再用放射線治療，身體裡還是會有數百萬的癌細胞。**

就算我們真的能夠清除掉體內所有的癌細胞，還是可能發生續發性的狀況，因為癌細胞也會被沒有細胞的濾液——例如被清除過的腫瘤

> **割除卻不消失**
> 癌細胞會被沒有細胞的濾液送往身體其他地方。因此就算病人做過最完美的手術，之後再用放射線治療，身體裡還是會有數百萬的癌細胞。

細胞或是流經腫瘤的血液，送往身體其他的地方去。這些液體內含超顯微微生物，而這些生物可能會在任何時候，在宿主體內曾經接受過大手術，或是密集放射治療而且抵抗力已經嚴重受損的地方，透過上述因子製造出新的癌細胞。

啟動防禦系統是復原關鍵

在1962年，魯賓（Rubin）和其他人提出報告說，那些無法開刀也不適合做放射線治療的病人，他們的壽命、痊癒情況，與體內剩下的抵抗力有直接的關係。剩下的防禦系統如果很強，身體對手術的反應就會很好，而且痊癒機率較高；抵抗力衰弱的人則完全不同，他們的反應很差，而且後來甚至會出現明顯復發的跡象。於是，魯賓得到結論：「實際上，在我們施行傳統療法之前，**病人的命運就已經被他自己的抵抗力給決定了**，如果抵抗力已經受損到再也無法挽救的地步，那麼就算用了最高超的外科技術或放射治療，也都將無濟於事。」

很明顯地，對病人和醫生來說，他們都無法接受這種窘境。如果我們不想靠運氣而痊癒，就非得在執行手術和放射線療法的前後，立即採取一些必要措施。

這些措施的主要目的，是確保身體的防禦系統能夠被啟動，並且協助它恢復原有的功能，藉此防止腫瘤復發。

一個人接受過傳統治療後卻產生復發，並不是因為外科醫生或放射治療師欠缺技術，人們普遍把癌症看成是一種局部性的疾病，這些醫生已經努力地在這種錯誤的架構裡，盡可能把事情做好了。但是，**如果我們透過全身療法把致癌的原因移除了，還是有可能得到長期性**

Chapter 10

的舒緩，因此，若只是小心翼翼地把腫瘤除去，這樣是不夠的，當我們這樣做的時候，必須時時遵循那些能夠移除腫瘤環境、同時強化身體防禦力的療程。

就算病人採取的手術或放射線療法確實成功了，我們也不應該認為病人已經痊癒了。

在面對病人時，我們必須慎重使用「痊癒」這個字眼。我們無法完全確定是否單靠某一種（標準）療法，就能將所有惡性細胞除去，而且，根據馬蒂亞斯的研究，有些惡性腫瘤會在病人看起來已經痊癒後的十五年或二十年後，又出現續發性或轉移的情況。為了避免這種情況發生，我的看法是：每個病人在開過刀或做過放射治療後，都應該接受本書所說的全身療法。

> **全身療法可預防復發**
>
> 有些惡性腫瘤會在病人看起來已經痊癒後的十五年或二十年，又出現續發性或轉移的情況。而為了避免這種情況發生，建議每個病人在開過刀或做過放射治療後，都應該接受本書所說的全身療法。

手術和全身療法的合併使用

但就像我之前說的，手術還是有它重要的角色。它的角色如下：

一、手術是唯一能夠立即移除腫瘤的方法。
二、當腫瘤出現大量出血或其他緊急威脅時，手術是一種必要的緊急措施。
三、手術能夠有效抑制來自腫瘤分解後產生的毒素。
四、手術能有助於解毒和立即幫助身體的防禦力。

由於上述四個原因的關係,所以即使是在將來,手術在全身療法的架構裡仍舊是非常重要的一環,但它的重要性卻會和現在很不一樣。屆時,**我們將不再期待外科醫生要把所有癌細胞都清除,而是讓他專注在維持和強化患者內生性防禦力的技巧。**

促進療癒力為癌症治療首要目標

魯賓在1962年的一席話說得很好,他說,外科醫生的目標應該是盡可能地移除致癌物質,促進宿主的療癒力。而唯有當病人體內的自然防禦力依然活躍,而且手術不會削弱防禦力時,我們才有可能達到這個目標。

的確,我們需要重新評估所有傳統診療與治療的程序,因為在今天,它們反而讓病人受到更大的風險。我們現在已經知道,即使是一般婦科對子宮癌的檢查,或對乳房的小瘤進行觸診,都可能讓癌細胞擴散。

同樣的狀況也適用在為了診斷需求而做的活體檢查,這些活體檢查通常不是必要的,因為組織檢查可以在切除腫瘤之後再進行,我要再強調一次,即使只是徒手檢查腫瘤也應該非常小心。我們應盡可能避免去擠壓組織,因為這樣做可能會導致癌細胞大量擴散;手術的部分則應該能免就免,這樣才能減少開刀的壓力,開刀只會弱化自然防禦機制。

我們絕對不能忘記的是,無論是

> **觸診檢查的風險**
>
> 我們應盡可能避免去擠壓組織,即使是一般婦科對子宮癌的檢查,或是對乳房的小瘤進行觸診,都有可能會導致癌細胞大量擴散。

Chapter 10

在任何階段，手術都會造成一定的風險，例如心血管障礙或栓塞，以及癌細胞擴散得無所不在等威脅。由於這些理由，在手術施行前後進行全身療法的措施，是一件非常重要的事——對於切除肺和其他器官切除來說，這一點尤其重要。當醫生建議開刀之後，我們必須採取以下步驟：

一、在進行手術之前，應將全身療法放在優先位置，才能改善內在環境和抵抗力——這樣做可以降低手術風險。

二、然後，移除腫瘤。

三、對病患施行密集的術後全身療法，直到引發腫瘤的真正原因得到解決為止。

這些步驟可以讓病人在手術之後，明顯提高不再罹患疾病的機率。這些步驟也許還能讓治療師把一件事銘記在心：癌症不只是腫瘤而已，但腫瘤環境卻決定了癌症的生長和毒性，並且會降低病人內在的防禦力。

我在前面建議的治療模式，是特別用來控制腫瘤環境和腫瘤本身，同時強化宿主的抵抗力。有時候，那些原本明顯無法開刀的病人，在經過全身療法處理後卻好轉到可以開刀了，因此，全身療法的整體效果能夠提供最好的治癒機會。

上述這些，都可以透過細心地移除病灶、適當設計的飲食計畫，以及用特定方法幫身體解毒而達成。這樣的話，外科醫生就能穩當地執行他們的任務，因為他們知道病人已經在我們能力所及的範圍內得到妥當的照顧，身體已經準備好到足以接受手術了。

外科醫生可以接手繼續治療病人，因為他知道有三個主要的風險已經被降到最低了：

一、腫瘤周圍的發炎常常會擴大，因此很難看出惡性與非惡性組織之間的差別，但如今已經沒有這種情況了。
二、血栓症和栓塞的危險大幅降低。
三、手術休克的情況降低，手術的風險會普遍降低。

執行手術的時間能夠延後愈久，術前治療措施的效果就會愈好。但無須贅言的是，**當緊急情況發生的時候，手術必須比其他方法享有更優先的地位**，在這種情況之下，全身療法的後續措施必須立即配合手術來進行。而就我自己和許多其他醫生的觀察來說，**在手術前後替病人實施全身療法，能夠將痊癒的期望值提高到80%**，換言之，接受這種混合療法的病人裡，每10個就有8個能活超過5年、10年、15年，甚至是更長。

> **術前全身療法讓手術更易成功**
> 執行手術的時間能夠延後愈久，術前的治療措施效果就愈好。然而，當緊急情況發生時，手術必須比其他方法更享有優先地位，在這種情況之下，全身療法的後續措施，必須立即配合手術來進行。

全身療法能提高放療治癒率

為了讓癌症可以用手術來處理而做出的建議，也一樣適用於要做放射線治療的個案。外科醫師可以透過「開一次刀」就把身體裡的腫

瘤清除掉，藉此改善局部和全身的病症，並且將防禦機制的壓力解除。雖然放射線治療也能摧毀腫瘤，但是用這種方式分解腫瘤會產生大量毒素，也意味著會對內在環境與抵抗力產生影響。離子放射對於結締組織系統所造成的傷害，會對身體的防禦力形成更大的負擔，這種抑制會導致間質堵塞，而且可能持續數月之久。這就像爾巴所寫的：「我們（用放射線治療或化療）對癌症所做的一切，也會對宿主造成影響。」

我們已經討論過放射線療法的效果和侷限，因此，很明顯的，對於一定要使用這兩種療法的個案來說，用全身療法來輔助更形重要。

放射線治療師應該盡可能使用最低的放射量，同時明白全身療法具有重要的雙重角色。一方面，全身療法可增加腫瘤對X光的敏感度；另一方面，全身療法也能增加宿主對X光的忍受度。我們可以用數種特定的藥物來加強這些效果，臨床經驗顯示，即使一開始對放射線療法毫無反應的腫瘤，也可能會開始產生反應。

同樣地，如果我們在執行放射線療法之前，先進行全身療法，將能夠確保病人免於毒素的侵害，因此讓這些患者更能夠承受和忍受放射療法。

但即使如此，全身療法也無法完全阻止內在環境或已經衰弱的抵抗力繼續衰敗，我們要時時把這個因素考慮進來，這也是為什麼要盡可能降低X光劑量的原因。

如先前所說，遵循這種療程會讓病人的全身狀況變得比採取手術開刀的人更差。放射線療法使用的劑

全身療法能讓X光療發揮更佳療效

一方面，全身療法可以增加腫瘤對X光的敏感度；另一方面，全身療法也能增加宿主對X光的忍受度。但還是需要盡可能使用最低的X光劑量。

量無論有多低，一定都會對抵抗力造成損害，這就是我們必須強制施行後續全身療法的原因，而且愈早施行愈好。**臨床經驗顯示，在進行放射線前後使用全身療法，存活率或甚至是治癒率都會大幅提升。**

傳統療法的七宗罪

但是，實際發生的情況卻完全不是這麼一回事。病人往往在沒有獲得全身療法的支援下進行手術和放射線。他們常會有一段時間覺得自己好轉了，還會被說服說自己已經得到真正的緩解，然後，當新的腫瘤又出現，而標準療法也無法處理時，病人的希望便灰飛煙滅了，於是，病人就成了「無藥可醫」。

但就我自己的個案顯示，很多這類的病人不必然就會變成無藥可醫，他們和世界上其他幾百萬的人一樣，都成了我所說的癌症七宗罪（Seven Deadly Sins）的受害者。

一、在這七宗罪裡面，**最糟糕的一種就是醫生用「仁慈的」善意謊言隱瞞癌症病人的病情。**撇開倫理上的模糊態度不談，對病人隱瞞真相表示病人無法和醫生建立起重要的雙向夥伴關係，偏偏這種關係能讓治療的措施達到最好的效果。

二、我們常聽見另一種**同樣錯得離譜的罪**，是有許多醫生論述說，**無論是進行傳統療法之前或之後，全身療法都是不必要的。**為了強化他們的立基，他們會繼續爭辯，以手術的情況而言，手術本身已經是一種徹底的做法，由於已經執行了「可被接受」的治療方法，因此沒有必要再進行其他療法；類似的論述也適用於放射線

療法。因為如此，病人和他們的家屬被引誘至一種欣喜的狀態，然後當疾病再度來襲的時候，美好的時光往往就會粉碎。

三、第三宗致命的罪，是**忽略了把全身療法當成一種後續治療的重要性**，此外，人們還更進一步誤解後續治療的真正意義。一般人對於手術後的後續治療的理解，是安排放射線療程，但是，這樣做頂多只是針對腫瘤進行特定的措施，對於癌症的實際成因卻沒有任何影響。

然而，為了能夠成功，任何後續的治療必須**打擊癌症的來源和實際的成因，才能夠防止轉移和續發性的復發**。這才是全身療法主張的目標，而且讓人高興的是－有許多個案能夠證明全身療法的成功。這種療法是唯一一種能讓異常代謝環境回復正常的方法，如此一來，病人便能夠辨識出既有或正在形成的癌細胞，並且將它們摧毀。此外，藉由移除身體製造腫瘤的傾向，這個方法能夠讓病人真正從疾病裡痊癒。

四、第四宗罪是一般認為適當的後續療法，存在於傳統醫療的架構裡。在實際執行上，後續療法變成例行性的各種「檢查」，檢查是必要的，因為有55％挺過手術和放射線治療的人，確實有很高的機會發生續發性腫瘤。「後續」療法的設計用意，在於希望能在早期階段就發現復發的情況，當我們實行這類檢查，確實可能會發現轉移的狀況，但是**這類檢查也的確無法防止續發性腫瘤出現**。而且，當我們發現復發時，病人通常被認為已經病重得無法再接受任何

> **不能防止復發的後續療法**
> 現在一般的後續療法往往只是在持續追蹤檢查腫瘤有沒有復發而已，檢查的確是必要的，但這類檢查其實無法防止續發性腫瘤出現。

治療了。這些檢查導致的悲劇是它們哄騙了病人,有時候甚至也呼嚨了病人的醫生,讓人們誤信了病人的身體狀況。最糟糕的是,病人往往也相信這些檢查確實有預防的作用,但實際上並非如此。

五、第五宗致命的「罪」是人們相信,接受過手術或放射線治療後放幾個禮拜的假,對病情是有幫助的。的確,待在醫院一陣子之後,休息一下確實能讓人心情愉快,但是,我們應該把時間用來做更緊急和重要的事,也就是進行積極的全身術後調養。誠如我們之前所說的,對於病人長期的存活狀況來說,接受手術或放射線之後的幾天和幾個禮拜是至關重要的。這可不是躺在海邊或在豔陽下閒逛的時候;而是強化病人身體防禦力的時候。我們常常可以看見在經過一段愉快的恢復期之後,病人卻發現癌症再度出現,而病人就準備要被歸類為無藥可醫的那一群人了。

六、第六種致命的罪,是有些醫生會敦促剛接受過傳統療法的病人採取特殊設計的飲食,好讓病人胖起來。如今,我們都知道一個常識:**就算是健康的人,吃太多對他們來說也是有害的。**

有一種觀點認為,如果用公分來計算身高的話,人的標準體重(以公斤來衡量)應該是身高減掉100(例如某人身高是160公分,那麼,他的標準體重應該是160減100,亦即60公斤),但這種論調已經證實是錯的,精算過的數據不斷表示,**每增加1公斤的體重,壽命就會減少1年。**假設有一個人超重9公斤,那麼平均來說,他會比沒有超重的人少活10年。為了「增進病人的健康,讓他們能強壯又健康地活在這個世界上」,而把大量食物送進癌症病人體內,更是錯上加錯。許多實驗都顯示,這樣餵食病人完全

無法增強他們身體的抵抗力，反而會弱化抵抗力，因此導致癌症復發。

還有一項證據可以證明這一點，那就是兩次世界大戰的癌症數據，在大戰期間，罹患癌症的人數大幅降低，其中一個原因是當時的癌症病人就和大家一樣，都必須降低每日飲食的份額。我自己的臨床觀察則顯示，體重明顯增加是導致腫瘤轉移的一個誘發因素。

七、第七宗致命的罪，是雖然建議病人把全身療法當成後續治療的方法，卻未能好好執行，也未能讓病人從這種方法裡得到好處。這是教育的問題，我們要明白若是從完善的療程架構裡選擇一部分來做，是絕對不夠的，而是必須把整個全身療法都徹底實行。舉例來說，如果定下飲食規則，然後又疏於處理病灶，實際上還是沒有用的。全身療法所有的規定，都是彼此相輔相成的，療程只做一部分是不夠的。

藉由移除這些罪，我們可以在處理最重要的問題時，也就是面對那些所謂無藥可醫的癌症病人時，承擔起重要的部分。

沒有人真的無藥可醫

我們很少聽到醫療人員說「無藥可醫」這一個詞，光是用想的，這個詞就讓大多數醫生覺得很不舒服，更不用說還要講出來。因為，這個字眼很清楚地凸顯出手術、放射線治療和化療處理癌症的侷限，很多我處理過的個案中，其進展都超越了上述治療。

傳統療法將患者推向絕境

我們永遠都不能忽略一件事：所有因為癌症（包括皮膚癌）而接受傳統治療的人，只有大約20％在手術、放射線治療和化療後活超過五年。儘管技術進步了，但在目前的知識水準下，我們還是無法期待這個比例會有明顯的提升。**至於剩下80％接受過治療的癌症病患，在目前的方法下連五年的日子都沒得過。**

手術或放射線之所以無法每每成功解決腫瘤的因素有很多，因此這些方法註定不能把人醫好。

很悲慘的是，就大多數個案來說，腫瘤在一開始形成時是沒有任何症狀的，就算已經到了腫瘤末期的階段，症狀也常常並不明顯。由於這種致命性的潛伏發展，在絕大多數接受治療的病人中，他們的狀況其實已經很難有什麼改善。

當我們無法將被癌細胞侵占的器官給完全摘除時，我們就會認為病人已經到了無藥可醫的地步——因為這些器官對宿主來說十分重要；也有一種狀況是腫瘤已經擴散到很多地方，因此再也無法用開刀清除。而對於已經入侵腦部、肝臟、膽管和胰臟以及主要血管的腫瘤來說，無法動刀的情況更是常見。發生在骨骼、肺部或其他器官的遠端轉移，常常在我們診斷之前就存在了，這就是**所謂的「原發性不治之症」，也就是診斷後，傳統的治療方式都束手無策的狀況。**

如果其他疾病（例如心血管問題）和癌症一起出現，也會產生原發性不治之症的情況，在這種情況下，進行手術或放射線治療都被認為風險太大。就統計上來說，所有癌症病患在診斷的時候，應該被視為是原發性可治癒。至於剩下三分之一的人，手術和放射線療法提供

Chapter 10

> **手術只是表面上好起來**
>
> 大多數接受過傳統療法的病人都有腫瘤續發的問題出現，最後，當這些問題再也無法被傳統療法處理，就成了大家所知的「續發性不治之症」。

了一些痊癒的希望，但這些方法只是治標而不治本。經驗顯示，大多數接受過傳統療法的病人都有續發性問題出現，而這些問題通常再也無法被處理，然後就成了大家所知的「續發性不治之症」。

如果把這些個案也包含在一起的話，無藥可醫的癌症個案總數就會達到將近80%。

換言之，每10個個案裡，就有8個被診斷出罹癌的人無法從手術、放射線療法或化療那裡得到一勞永逸的盼望，**而這三種方法卻是我們當今在用的方法。**

但是，有兩件事我們一定要弄清楚：

一、當腫瘤入侵重要的器官或發生轉移時，外科醫生一般就會認為病人已無藥可醫，也沒有任何治療能夠移除腫瘤。但是，這樣的狀況**應該只能被歸類為無法動手術。**

二、許多無法開刀的腫瘤也許還是會對放射線療法起相當的反應，但如果它們再也沒有反應了，放射線學家就傾向說它們是無藥可醫。然而，這些腫瘤只不過是無法用放射線療法醫治而已。

關鍵在於治療病因而非症狀

從這個角度來看，可以知道人們對於什麼叫做「無藥可醫」的定義已經失效了，因為第三條路的出現——也就是全身療法，已經讓這

種定義過時了。我們沒有任何正當的理由，去放棄好幾百萬個被當成是無法醫治而被傳統療法放棄的病人。

面對無藥可醫的人——那些起初對傳統療法還有反應的人，全身療法包括兩個基本的目標：

一、盡可能移除腫瘤，甚至讓無法開刀的腫瘤變得可以開刀，或對放射線治療起反應。
二、利用特定治療病因的方法，在把身體看成一個整體的原則下，將惡性疾病移除。

這兩個目標並非互斥，我們必須同步進行，而且彼此相輔相成。再強調一次，無法用典型療程處理的腫瘤，也許仍然會對免疫療法、化療或酵素療法起反應，如果將所有的方法都統合在全身療法的架構下，它們就能發揮出最大的效益。

因為一些原因，全身療法的效果不像手術那般立即，且需要較長的時間才會顯現。

恢復身體的防禦力需要花幾個月的時間——而且往往是好幾個月，只有當自然抵抗力達到某個程度，而且能夠用醫療的方法重新啟動和強化，才能達到預期的結果。

就我的經驗來說，即使是病情最嚴重的病人，還是常常會發生一種狀況：看起來好像已無法可治的病人，卻有了相當驚人的反應。

在此值得一提的是，除了癌症之外，其他像是風濕病、糖尿病甚至是肝硬化，都曾經被全身療法所緩解甚至治癒，因而再次證明這種混合療法才是真正治療病因的方法。

Chapter 10

這本書是為了那些所謂無藥可醫的人所寫的：支持局部觀點的人，把絕大多數的癌症病患當成沒有盼望的一群而放棄他們，這些人是無法用傳統方法治療的人，但如果我們採用全身療法（包括免疫療法）的話，他們未必會無藥可醫。

我在1953年寫說：「想要解決癌症的問題只有一途，那就是找到治療不治之症的方法。」今天，我相信全身療法開啟了這扇門，雖然這種方法還有很長一段路要走，但卻已經為那些無助的人提供了實質的幫助。

全身療法可降低七成復發率

我在過去二十五年的臨床經驗裡，接觸過超過8000個形形色色的癌症個案，也因此讓我有機會去評估全身療法和免疫療法的效果。我定期發表我的觀察、治療方法和數據研究，而這些研究都指出，我們確實在各式各樣的癌症裡達到真正的緩解成效。

所有被選來呈現統計分析的癌症病人案例，都可以用醫學的角度界定成是傳統療法愛莫能助的對象。在準備這些研究的期間，我們必須檢查每一位癌症病人的身體組織，因為所有先前的治療也都是彼此相關的。

全身療法和免疫療法的效果，曾由荷蘭萊登大學的歐迪爾（Audier）和柯索夫（Korthoff）獨立研究過。他們從750個病人的樣本當中，隨機檢視了其中252個個案。在這252個

> **重症患者的第二條出路**
>
> 支持局部觀點的人，會將無法用傳統方法治療的人當成無藥可醫，並且放棄了病人，但是其實他們仍然有法可治──採用全身療法。

病人裡，有16.1%，也就是42個病人仍然活著，而且五年後還完全適合工作。

在後續的研究裡，我分析了370位病人，他們在接受手術或放射線療法後沒多久，就以全身療法和免疫療法當做後續的治療。在這些病人當中，有322個病人（87%）依然健在，並且在五年後仍然活得好好的，沒有復發或偵測得到的癌症。因此，若採用這種後續療法，復發的危險可以降低到13%（根據世界衛生組織的數據，復發的比例是50%）。

Chapter 11
扭轉罹癌傾向
癌症疾病早在腫瘤形成前就存在了

Chapter 11

Point
- 有80％的癌症來自於人們與生活環境的互動，因此，環境中的致癌因子與身體壓力都應小心留意。
- 皮膚是人體的第三個腎，而促進血液流動以及主動流汗與被動流汗，都能刺激皮膚排泄毒素的能力。
- 應隨時留意身體的警訊：疣或痣發生任何改變；潰瘍一直好不了；身體的開口有不正常的出血或溢流；胃部上方一直不舒服，或腸子的功能有持續性的改變；吞嚥困難；喉嚨不斷沙啞和咳嗽等等⋯⋯
- 傳統醫療往往要等到腫瘤形成後才會行動，而若能在腫瘤傾向出現時進行內部治療，才能預防腫瘤形成。
- 癌症疾病早在腫瘤形成前就存在了。理想的檢測應在癌症疾病的每個階段都顯示為陽性，亦即在早期癌前病變時，測試的結果會是弱陽性，當癌前病變繼續發展時，則可能變成強陽性。
- 在面對原發性癌前病變時，我們應該以體液檢測做為早期診斷的方法，藉此預防腫瘤形成。

我們從過去五十五年裡，發現癌症研究裡最駭人的數據之一，**就是有80%的癌症來自於人們與生活環境的互動。**

李察・多爾（Richard Doll）的一篇文章雖然是針對英國所寫，但其實也一樣適用在其他工業化國家。

他說，如果能夠妥善控制我們的環境，「那麼，我們現在每年也許能夠減少40%罹患癌症的男性免於死亡，以及約10%的罹癌女性免於死亡。」

扭轉罹癌傾向

環境中的致癌因子

那麼，我們應該控制或避免有害環境因素究竟有哪些？

有些因為職業所引起的癌症已廣為人知，例如釀酒師傅以及在鈾礦場、石棉場和鉻礦場工作的工人容易罹患肺癌（因為吸入含砷的飛沫）；接觸苯胺的工人罹患膀胱癌；以及因為焦油、油煙、瀝青、礦物油引起的各種癌症。人們因為職業傷害而引起癌症的頻率，已經因為更嚴格的工廠規範而有相當程度的降低，我們花費在這部分的龐大開銷，已開始收到不錯的益處。

抽菸的人罹患支氣管癌的比例，至少是不抽菸者的15倍之多。 自第二次世界大戰起，女性吸菸的人口大增，因而讓這個駭人的數據暴增。根據加卡（Gabka）在1970年發表的數據顯示，**透過手術和放射線治療肺癌的治癒率只有1%，很顯然地，預防才是當務之急的事。** 其實預防很簡單，就是戒菸，若僅僅只是降低吸菸量根本無濟於事，必須要完全停止吸菸，如果不戒菸，結果就是繼續會有更多人死亡。

阻止某些工廠煙囪排放出致癌化合物到空氣裡，是我們刻不容緩的任務。在工業區裡，煙霧常常會阻礙太陽90%的紫外線；在高速公路上，汽車排放的毒氣也來摻一腳，每100公克路邊的草，裡面會有2公克的鉛。我們在空氣裡不斷進行的核子試驗也會汙染空氣、水、原野和草原，以及動物。

藥物濫用使我們把自己淹沒在毒素裡，導致癌症事件頻傳。**許多症狀是由藥物所引起，而非疾病本身**

> **致癌因子無所不在**
>
> 除了工廠煙囪排放的致癌化合物、抽菸……等，連在高速公路上，汽車排放的毒氣也在毒害我們的健康，每100公克路邊的草，裡面就有2公克的鉛。

所造成。庫默里（Kummerle）描述藥物副作用的教科書，比大多數內科教科書都厚重（第一版於1960年出版，1984年第三版更多達1310頁）。

人們對於高壓電線、地下河流和其他地球輻射刺激（指維生功能得以正常運作所仰賴的生物電場受到改變）等危害的探討，已經有數十年之久，並且已經透過實驗證明確實如此。

精神壓力會損壞身體的防禦力

除了身體上的壓力，我們也面臨精神上的壓力。傅達拉（Fudalla）在《當今的病人》裡列出許多因為文明而引起的精神壓力。無論是在公開的職場生涯或私人的家庭生活裡都充滿摩擦，這些摩擦會加重身體的負擔，若壓力持續太久，可能會損害或甚至完全毀了身體的防禦力；班森（Bahnson）也發表過一些摘要探討精神和癌症之間的關係。只有當我們有意識地降低壓力，才能預防因壓力而生的疾病影響。

當我們面對個人的問題時，應該盡量以放鬆的態度去盡一己之力。**一個人能夠感受到的喜悅愈多，願意付出的能力愈大，他就愈能夠用抽離的態度去面對生活裡無法改變的問題**，也愈能為明顯無解的壓力找到解決之道。負面的態度會對身體造成負面影響，一個焦慮和敵意較少的人，比較能在精神和身體上克服生命裡的威脅和困難。

你的食物是你的藥

許多人認為，吃貴的東西就可以擁有健康。因此，有些人只吃最好、最吸引人的食物，而且吃愈多愈好，有些人還把昂貴的酒喝進已

經負擔沉重的身體裡。明智的飲食能夠預防許多傷害，而就我的經驗來說，這樣的建議向來都是說得容易做得難，但儘管如此，就連希波克拉底都知道要說：「你的食物就是你的藥，你的藥就是食物。」

每個人都應該試著在工作、休閒和睡眠之間，建立起適當的平衡。我們大部分的時間應該待在戶外，睡覺和工作時應敞開窗戶，而且時時有意識地深呼吸。

讓皮膚的排泄暢通

很少會有人注意自己的「第三個腎」，也就是皮膚。促進血液流動的主動流汗與被動流汗，都能夠刺激皮膚排泄毒素的能力。靠運動競賽和健身達到主動流汗的效果，比起靠泡蒸氣浴和其他讓體溫升高的做法要來得有效得多。在兩頓正餐之間攝取大量的液體，也有助於腎臟適當排泄。

有些人認為，健康的SPA只不過是富裕社會的一種潮流表現而已，但我們不應該有這種看法。如果可以的話，我們應該一年去做兩次SPA，並且搭配一個禮拜禁食一次或吃水果餐一次。

我們應該更注意身體和衣物之間交換的有害電荷。天然而未經加工的織品——如皮革、羊毛、天然絲、棉花、亞麻布等，比人工製品好太多了，天然織品是半導電體，而人工製品都是不導電的東西，半導電體能夠讓身體和環境之間產生自然的電荷交換，因此能夠預防衣

> **幫助皮膚排毒**
>
> 靠運動達到主動流汗的效果，比起靠泡蒸氣浴和其他讓體溫升高的做法要有效得多。而在兩頓正餐之間攝取大量的液體，也有助於腎臟適當排泄。

Chapter 11

物和皮膚之間產生靜電荷。**天然物品還可以確保皮膚自然呼吸**，防止溫度不斷累積。

地毯、軟的家具、被單和枕套，都最好使用天然的材質。巴姆（Palm）、考夫曼（Kaufmann），以及其他研究者都曾經詳細說明過，使用人工、「不會呼吸」的建材來蓋房子的現代建築方法，會改變和扭曲生物的電場。

留意身體的警訊

根據高斯查奧（Kotschau）的看法，人要嘛可能在這種惡劣的環境下過活，然後註定會生病；或是，有些人能注意要維持或改變自己的健康與抵抗力。

然而，如果一個人的抵抗力已經因為內部或外部因素而下降，那麼我們應該以早期診斷的方法辨識出癌前病變的狀況，這樣才能透過特定的內在治療預防腫瘤。此外，如果有以下任何可疑的徵兆，應該立即徵詢醫生：

- 疣或痣發生任何改變。
- 潰瘍一直好不了。
- 胸部或身體任何部分有小瘤。
- 身體的開口有不正常的出血或溢流。
- 胃部上方一直覺得不舒服或腸子的正常功能有持續性的改變。
- 吞嚥困難。
- 喉嚨不斷沙啞和咳嗽

・**精神症狀不斷加劇,而且找不到原因。**

其實,當身體有任何可疑的改變時,都應該立即就醫。

婦女自我檢查尤其重要,沒有定期自我檢查的人,應該要遵照醫生指示的方法去做。就和胸部的腫塊一樣,皮膚有流東西出來或是乳頭出血或出水,都可能是癌症早期的重要徵兆;在早期還能夠治療的階段裡,這些部分不會有任何其他的症狀。我一次又一次地在女性病患身上發現,儘管患者本身或多或少都有注意到這些早期症狀,但她們還是會選擇忽略它,也因此降低了自己的治癒的機會。如果有不正常的出血或流出體液,一定要去做婦科檢查。

癌症的早期預防

和治療疾病的方法相比,用來預防疾病的方法單純而且有效多了。以這個新的醫學準則為基礎,人們已經發展出以預防疾病為目標的新方法——尤其是針對慢性疾病,早期發現癌症,並且解決心血管疾病和風濕病,是這個領域的三大目標。

鮑爾(K. H. Bauer)在其著作《癌症問題》裡強調過「三早」的重要性:**早期發現、早期診斷和早期治療。**在過去幾十年裡,他的論點已經成為對抗癌症的指引方針。雖然我們已經盡了很大的努力,截至目前為止的成果卻還是讓人失望。儘管如此,我們還是要繼續努力。

> **晚知道勝過不知道**
>
> 癌症早期預防未能成功的其中一個原因,是因為許多人不敢看醫生,怕被證實自己確實罹患了他們早就在懷疑或隱約知情的疾病。

Chapter 11

我們之所以未能成功，其中一個原因也許和人們普遍的心態有關。許多人不敢去找醫生，怕醫生證實他們確實罹患了他們早就在懷疑或隱約知情的疾病。

腫瘤篩檢

美國大約有4萬4000名女性罹患子宮癌，也有1萬4000名女性死於該疾病。美國、英國和其他地方的健康主管機關不斷叮嚀大家，定期做早期診斷相關的檢查，人們卻常忽視他們的警告。

今天，子宮頸癌早期階段的治癒機會已經大幅提升，而且可以用美國腫瘤學家喬治・柏柏尼科拉烏（George Papanicolaou）發明的子宮頸抹片檢查來診斷。

他發現，我們不一定要用手術切下組織，才能知道一個人是否有罹患癌症的威脅；他的子宮頸抹片檢查現在已經獲得廣泛的使用，這種技術很簡單，幾乎無痛而且快速。子宮頸抹片檢查幾乎無害，因此能讓健康者安心的接受檢查，就連可能患有癌症的病人做起來也不會感到害怕。

子宮頸抹片檢查的結果可以分成以下：

第一期：正常且完全是良性。
第二期：不完全正常，但仍然是良性。
第三期：不確定，有疑慮。
第四期：很可能是癌症。
第五期：惡性。

一般來說，從第三期到第五期，傳統醫療的做法是施行子宮頸錐狀切除術，把可疑的組織切除；但這樣做是不夠的，切除術應該搭配身體內部的治療，藉此把初級癌前病變都清除掉。更好的做法是在第二期的時候就使用內在治療，以免疾病轉變成惡性的。很清楚的是，就算治療的過程讓人不舒服，我們還是不應該等到腫瘤出現的第五個階段才開始治療——話雖如此，這卻是比較常見的狀況。因此，儘管子宮頸抹片檢查有其潛在價值，卻因為這個原因，而只能為早期癌症診斷提升二到三個百分點的醫療價值。

就算腫瘤的體積還非常非常小，我們還是有許多檢查是針對已經存在的腫瘤加以檢測。例如，日本研究者神前（Kosaki）所提出的癌素檢查和奧地利學者莫澤（Möse）的梭狀芽胞桿菌測試都是有用的，但都相當複雜，而且只有在身體有微小癌存在時才會呈現陽性反應——無論腫瘤在哪裡。

由克里斯汀（Christiani）研發的亞德豪氏（Abderhalden）檢測以及佛羅因德（Freund）和卡米納（Kaminer）的細胞溶解測試，也是只有當腫瘤已經存在時才能檢驗得出來。

診斷出罹癌傾向更重要

這些檢驗當然有其價值，但就全身療法對癌症的看法來說，我們必須在更早的階段進行診斷。我們必須在續發性癌前病變出現之前，早在任何可能觸發腫瘤產生的「扳機」之前就診斷。**我們不能在疾病敲響它最後一幕的鐘聲時才進行診斷**，至少要在「午夜前的五分鐘」完成診斷，這樣才能防止狀況惡化成惡性腫瘤，並且預防腫瘤形成。

生物性和體液性測試可以達到這個目標。的確，在過去數十年裡，研究人員一直在替癌前病變尋找讓人滿意的體液測試，包括檢測血液、尿液和淋巴等。這類檢測大概有超過三十種以上，許多測試雖然有其價值，但研究還沒有很深入時，就被擁護局部主義觀點的人以錯誤的標籤加以批評。

局部主義的看法是，只有當腫瘤已經存在時，癌症檢測才會出現陽性反應。因此，要判斷某種檢測是否有價值，局部主義會問的是，該檢測能讓已經存在的癌症多早現形。然而，問題是**癌症疾病早在腫瘤形成前就存在了。**此外，局部主義觀點還認為，只要把腫瘤切除後，測試就會馬上顯示為陰性反應。

但是，從全身療法的觀點來看則會有完全不同的結論。理想的體液測試會在癌症疾病的每個階段都顯示為陽性，因此，在早期癌前病變時，測試的結果會是弱陽性，當癌前病變繼續發展時，結果可能會呈強陽性，然後在腫瘤發展的階段呈現最強。當腫瘤切除後，測試結果可能還是陽性，但隨著身體內部得到治療之後，身體對腫瘤生長的抵抗力會逐漸恢復，結果就會慢慢變成陰性。然而，如果後來內部環境再度惡化，那麼檢測的結果就會再次變成陽性，意思是又有新的危險出現，於是，我們就會用新的內在治療來對抗復發的危險。

> **沒有腫瘤不代表健康**
>
> 支持局部主義觀點的人只關心檢測能夠讓已經存在的癌症多早現形，然而真正的問題卻是，癌症疾病早在腫瘤形成之前就存在了。

如果有20％到30％身體健康的人，在接受這種體液檢測後出現陽性反應，我們也不應該認為檢測是失敗的。相反的，它反而支持了我們在統計上的實務經驗——也就是健康的人確實有這樣的比例會罹患

癌症；然而，持局部主義觀點的診斷師，也許會反對這種「不精準」的癌症測試。

但我要分享卡多索（Cardozo）的看法：當我們診斷細胞時，最重要的不是精確度，而是方法的敏感度。由於醫生要等到腫瘤形成才會有所行動，所以**就算那20％到30％有罹患癌症傾向的人，罹癌的證據還不夠充分，我們最好還是應該給他們一些防護**，這樣做總是好過讓他們日後因延誤醫治而死亡。

的確，我們不可能會有明確的證據說，沒有採取過內在治療的病患會有癌症。

就理論上來說，如果一個人的體內沒有腫瘤形成的話，可能會出現的爭議是，會不會從一開始測試的結果就是錯的。但是，我們也許會在續發性癌前病變的階段看到這種檢測的價值。

在這個階段裡，當病人不斷遭受復發之苦，當腫瘤緩慢且無情地發展成惡性腫瘤時，我們卻能在最後一刻施予內在療法，使復發和轉變成惡性腫瘤的過程得到制止，那麼，這些測試就有了足夠強的證據來證明自己的價值。

很自然地，這些測試也可以用在已經接受過手術或放射線療法的癌症病人身上。如果病人事先接受局部性治療，再接受內在治療，而癌症檢測出來的結果顯示為陰性，那麼他就應該不會有新的腫瘤出現。如果沒有採取內在療法，或內在療法實行得不夠徹底，結果測試出來還是陽性，我們於是可以假設病人還是會有復發或轉移的情況。

提早防護勝過延誤醫治

當我們診斷細胞時，最重要的不是精確度，而是方法的敏感度。醫生總是要等到確定腫瘤形成之後才有所行動，此時卻往往為時已晚。

Chapter 11

　　如果我們廣泛執行這種檢測程序，並且對有罹癌傾向的人加以治療，我們就可以從罹癌人數銳減而證明這種檢驗的精確性。

　　只要檢測的結果發現並沒有癌症存在，我就會為了預防癌症的目的而鼓勵人們同時使用幾種既有的測試，藉此讓我們累積數種診斷，同時針對病患罹患癌症的傾向做出比較可靠的結論。

體液檢測的侷限

　　在我的診所裡，我總會同時進行好幾種檢測，藉此評估它們的有效性。我發現，主要有兩種侷限會影響這些檢驗的價值，這也是我們在操作上必須加以考量的。

　　第一種侷限是不確定性，但是，對病人來說這部分並沒有致命性的影響。

　　這種情況指的是檢驗的結果是陽性，但實際上病人卻沒有癌症，**病灶中毒的個案就是這類的例子**。儘管如此，陽性的結果的確表示由於病灶毒素的關係，身體的調節與功能性的機制受損而變得敏感。因此，這個人雖然沒有明顯的癌症出現，但是檢測卻指出來自病灶的危險，而且必須將病灶移除。如果病灶已移除但檢測結果依然顯示為陽性，那麼就表示的確有癌前病變的存在。

　　第二種侷限是，當檢驗的結果顯示為陰性但實際上有癌症，那可就糟糕了。

　　這種情況可能是因為間質堵塞得太嚴重，以至於身體無法處理致病過程，因此無法記錄疾病的發展；有末期腫瘤的病人，其血液可能顯示為正常，而且健康狀況可能尚稱良好。因此，最容易矇騙我們的

狀況是，雖然確實有轉移但癌症檢測出來的結果卻依然呈現為陰性。這些病人對治療的反應遲鈍，而且可能需要很長的時間才能移除間質的堵塞，一旦堵塞被清除之後，身體往往會突然發高燒，並且在面對內在治療時，可能會出現血液沉澱率升高以及血液狀況突然改變的反應，從那時候開始，癌症檢測的結果就會變成陽性。

在此總結一下我的看法：在面對原發性癌前病變時，我們應該以體液檢測做為早期診斷的方法，藉此預防腫瘤形成。我們對於尋找早期診斷所做的努力，應搭配真正的癌症疾病早期診斷方法，藉此預防腫瘤形成。

雖然這樣講好像把事情想得太美好了，但是，我個人認為往後我們對這些方法的研究，將可以在不久的未來造就出長足的進展，就像莫根斯坦（Morgenstern）所說的：「**沒有看出目標的人是不可能找到方法的。**」

Chapter 12
癌症的第二意見
你有更好的路可走

Chapter 12

> **Point**
> - 沒有人能否認傳統方法已經達到它們最大的效果,也沒有人能否認有愈來愈多人罹患癌症。然而,這一切都是可以預防的,這一切不是非得發生不可,也必須停止發生。
> - 壓力在癌症的生長上扮演著重要的角色,在美國,每3個成人之中,就有1個人深受醫學上認定的壓力所苦,而有超過一半的人達到需住院治療的程度。
> - 只要繼續依循局部主義的觀點,療法本身就會顯出無法治癒疾病的樣子,同時,好幾千個沒必要喪命的人都已死於癌症。
> - 身體的自然抵抗力才是真正具決定性的一環,最重要的是處理身體的內在環境;只有著眼於疾病成因,才能成功治療癌症。
> - 手術和放射線療法在癌症治療上有它們的一席之地,但應只是混合療法的一部分,它們對於癌症這種慢性、全身性失調的疾病無法提供終極的解決辦法。

　　我們在前面幾章裡,踏上了管控癌症的道路。在這趟旅途中,有一個路標不斷地出現,並且牢牢地聳立在路上,筆直地為人們指出通往成功的一個重要前提:若想要消滅那些在身體裡到處擄掠的癌細胞,我們必須**刺激身體自己的免疫反應**,一起努力讓生病的身體恢復健康,讓先天的自然防禦力克服惡性腫瘤。

踏向正確的抗癌之路

　　對醫生和病人來說,這趟旅程往往是一場惡鬥,它既無情又讓人

耗盡心力，但是他們必須站在同一陣線，而失敗意味著全盤皆輸。如果我們把門關起來，只剩下醫生時，他們也許會承認真正能戰勝疾病的，其實是人體的自然療癒力。

唯有自然療癒力能對抗癌症

率先說出「處理問題的人是醫生，真正能治療病人的是自然」這句話的人是兩千多年前的希波克拉底，而在過去兩千年來，他說的話還是一樣適用。但是，在過去一百多年裡，許多醫生對癌症所持的態度，已經將希波克拉底的另一句警言拋諸腦後，他說：「**盡可能為飽受折磨的人開出最好的做法。最重要的是，不要造成任何傷害。**」

沒有人能否認傷害已經造成，**沒有人能否認傳統方法已經達到它們最大的效果，也沒有人能否認有愈來愈多人罹患癌症。**然而，這一切都是可以預防的，這一切不是非得發生不可，也必須停止發生。

有些人說，無論任何警告聽起來有多合理，多有意義又多麼迫切，最後都還是會被人們忽略，因此想要改變癌症治療方向的希望都已經太遲了。

我不同意這些說法。我相信，將來還是會出現改變，也必須改變，而且已經開始改變了。的確，目前還有很多謎團等著我們去解，許多困擾科學家長達幾個世紀的問題也亟需解答。但是，我們可以再次確定的是，當人們已經花了一個世紀的時間不斷往傳統治療的死胡

> **傳統的癌症療法已達極限**
>
> 傳統方法已經達到它們最大的效果了，然而現實卻是：有愈來愈多人罹患癌症。而你應該要知道的是，這一切都是可以預防的，不是非得發生不可。

Chapter 12

同裡鑽之後，現在的癌症治療已經開始往正確的方向邁進了。刺激我們往這個方向邁進的是免疫學，動機則是在面對癌症的控制時，我們迫切地需要找到對於未來問題的解答。

文明下的腫瘤誘發因子

我們都知道，壓力在癌症的生長上扮演著重要的角色，它是一種誘發因子，而且壓力誘發癌症的情況有愈來愈多的趨勢。在1980年以前，也就是我寫下這些話的七年前，人們估計在美國每3個成人之中，就有1人深受醫學上認定的壓力所苦，而有超過一半的人達到需住院治療的程度。我們也可以在英國、德國和其他高度發展及過度工業化的國家裡，發現相同的預測結果。

就癌症來說，人們並不認為壓力有多重要，只要人們仍舊認為腫瘤才是最重要的，那麼這種看法就並不讓人意外。

談到癌症，還有另一個愈來愈嚴重的問題也是我們很少重視的，那就是汙染。最近有很多文獻指出，我們必須提出一份協調的生態計畫，來處理這個世界的汙染問題。我們的食物有愈來愈多的加工，摻雜愈來愈多的東西，而當中的毒素也愈來愈多；我們被高明的廣告給誘惑，這些廣告企圖說服我們說，品質低劣、人工甜味、預先包裝好、冷藏、脫水的食物對我們有益處！相同的狀況也發生在我們的飲用水、啤酒和佐餐酒裡。

我們呼吸的空氣一天比一天髒，

> **壓力與癌症**
>
> 壓力在癌症的生長上扮演著十分重要的角色，它是一種誘發因子，而且壓力誘發癌症的情況有愈來愈多的趨勢，但人們卻通常不認為壓力有多重要。

有些工業區域的環境已達警戒標準,而且可能繼續惡化。環境因素對癌症如何發生以及何時發生,有它的影響力在,癥兆已經非常明顯。讓人欣慰的是,我們已在注意這些問題了,有愈來愈多計畫是針對乾淨的空氣和純淨的食物而設計,然而,我們需要的不只這些。

局部主義的崩解

我們還需要進一步從教育著手,清楚說明我們當今視為理所當然的癌症治療方法其實是錯誤的,而有很大一部分有價值、有建設性和有益的東西,仍然被我們丟在一旁。

這種情況因而產生一連串讓人沮喪的恐懼連鎖反應,導致許多人延誤就醫,還有許多個案平白葬送性命。

任何教育計畫都必須說明傳統方法的侷限所在,我們必須把事實說清楚,絕對不能犧牲真相。我們必須改變想法,不再認為當疾病已經惡化到現有的傳統療法也束手無策時,我們能做的,就只是盡量讓病人安享他們生命中最後的光陰,並且不再覺得疼痛,當然,控制疼痛是很重要一環,因為任何人都不應該為了維持一副看似還活著的軀體,而承受生命垂死的重擔。

但是,醫生和病人必須注意的是,**我們能做的不只是控制疼痛而已**,我們還有一種已經得到證實的全身療法可用,這種療法視病人為一個整體,並且嘗試尋找並治療疾病發生的原因。

這種療法之所以能夠做到這一點,是因為它將體液病理學裡最好的觀點與細胞病理學結合。

細胞病理學和體液病理學都很重要;前者說明了細胞和器官的改

變,但未必能說明這些改變如何發生,後者則不只告訴我們細胞為何發生改變,還提供了協調的治療準則。依循這些準則,就有可能提升人體的自然防禦力,讓免疫療法有發揮功效的機會。

再說明一次,在我們的教育課程裡,體液病理學的準則必須占有一席之地。當學生第一天踏進學校時,我們就該告訴他們癌症是一種全身性的疾病,而且當病況嚴重到某個階段時,我們就不一定能夠治好它。手術和放射線療法有它們的地位,而且也有價值,但是,它們頂多是治標的工具。

我們也不應鼓勵未來的醫生說,最重要的目標是找到癌症的成因,找到原因固然是重要的,但它不會比找到為什麼人們仍然以傳統療法去治療癌症的原因來得重要。**只要我們繼續依循局部主義的觀點,療法本身就會顯出一副無法治癒疾病的樣子**,在此同時,好幾千個沒必要喪命的人都已死於癌症。

但是,改變已經逐漸在成形了。

人們開始用客觀的角度來看待局部主義,開始承認它頂多只是還不錯的論調,但卻是一個狹隘又只能治標的方法。世界上幾個知名研究中心的人員正在動員他們的聰明才智、金錢和影響力,企圖探討如果我們將全身療法和傳統療法結合起來,能夠賦予人們什麼樣的治療機會。

但是,除非我們徹底且坦白地承認說,癌症的根本問題其實來自於自相矛盾的觀念。

我在整本書裡一直想清楚表達的是,醫學裡有一條不成文的規

> **▲ 輔助工具不能當成唯一抗癌對策**
>
> 手術和放射線療法有它們的地位,而且也有價值,所以不應該全面地將之否定或是輕視,但是我們不應該忘記:它們頂多是治標的工具。

則──就是發病機理這個概念，是所有成功治療的基礎。如果後來的研究說先前的概念有瑕疵，那我們就必須改變舊的概念；假使先前的概念是完全錯誤的，那麼我們就必須完全拋棄它，在醫學上，這種情況比比皆是。

但是，在過去一個世紀裡，我們卻沒有把這個準則用在癌症上，即使局部主義已經出現錯誤和誤導，人們卻還是經常捍衛它，只有當我們拋棄這些觀點，我們才可能真正有所進展。

著眼於病因才能治療癌症

幾個研究中心正指出另一條路，而一篇接著一篇的科學論文則主張說，無論是哪種假設、病毒或黴漿菌導致腫瘤的形成，身體的自然抵抗力才是真正具有決定性影響力的一環，這個看法似乎確認了一點：**最重要的是去處理身體的內在環境。**

對飽受癌症折磨的身體來說，只有一件事才是重要的，那就是認出癌細胞，然後將它們摧毀，因此，只有著眼於疾病的成因才能成功的治療癌症。

全身療法首重在恢復抵抗力

全身療法為所有惡性腫瘤提供這樣的協助，因為它是專門用來對抗腫瘤的療法，也是用來恢復人體自然抵抗力的治療，而我們可以把受

> **恢復人體的自然抵抗力**
>
> 我們可以把受損的抵抗力視為所有腫瘤的成因，全身療法正是用來恢復人體自然抵抗力的治療，所以也是專門用來對抗腫瘤的療法。

Chapter 12

損的抵抗力視為所有腫瘤的成因,這樣的結合提供我們真正且長久的治療效果。

早在二十年前,我就建議應該有一套長期的策略來處理這種疾病,馬泰和其他人現在已證實這種建議是正確的。研究顯示,癌症是全身性慢性疾病,治療癌症必須主要由全身療法腫瘤學家來操刀、為病人擬定策略,然後再繼續用免疫療法,並且適時把病人轉介給外科醫生或治療師。

而全身療法腫瘤學家必須時時考慮到一點,一旦腫瘤開始出現時,宿主就已經打輸了關鍵的戰役——也就是自然抵抗力對抗癌症的戰爭。

這時,除非已經別無選擇了,否則一個聰明的策略家都不會使用任何可能摧毀剩餘抵抗力的方法來處理癌症。

手術和放射線療法在這種混合療法裡有它們的一席之地,可是一旦出了這個療法的架構之外,它們對於癌症這種慢性、全身性失調的疾病就無法提供終極的解決辦法。免疫療法也是一樣,只要它能成為這種療程的一部分,它就能發揮出最大的功效。就算我們已經研發出更有效的免疫藥劑,在應用免疫療法時,我們還必須注意宿主自身的防禦力是否有恢復。

恢復防禦力也許需要一點時間,但馬上要考量的重點是,目前的治療狀況。

在一般的實務上,撇開附加的化學藥物應用不說,過去幾十年其實沒有什麼太大的變化,我們的治療方式還是依循一樣的老舊模式,換句話說,**無論是在主要或後續的治療裡,還是鮮少有人致力於恢復自然抵抗力。**

靠免疫療法走出死胡同

我們至今尚未將最新的研究趨勢付諸實行，儘管免疫學實際上已經發展了有七十年之久，但情況還是一樣。一直到現在，當醫學走到「復甦」的時候，免疫學這門醫學的分支才開始受到人們的注意。然而，當我們在面對癌症的嚴重性時，我們現在就應該立即且廣泛地應用免疫學，而不是非要等到我們摸清免疫機制的運作方式才開始應用它，免疫療法沒有毒，但我們卻把有劇毒的藥物任意開給病人，只因為我們知道這些藥是怎麼作用的。

的確，有些事似乎已經錯得太離譜，而我們對於癌症的控管已經偏離古代優良的準則：只要某種方法能夠治療病人，我們就該承認它是成功的。

不管統計數據說了什麼，至今沒有人能說傳統療法已經解決了我們的癌症問題，「無藥可醫」的人數之多早已說明了這一點。但是，我比較喜歡用「無法用傳統方法醫治」來形容這些病人。實際上，**搭配免疫療法的全身療法，仍然可以治療這些病人。**

儘管如此，以治療的角度來說，癌症還是走上了我先前所說的死胡同，因此，我們需要膽識、勇氣和誠實，去承認我們在還沒找到解決方法之前，已經鑄下了嚴重的錯誤。而今，醫學專家必須指出一條明路。

當前的免疫學已經為我們指出治療癌症應該走的方向，他們已經敞

> **已知的劇毒和未知的良藥**
>
> 免疫療法沒有毒，它之所以尚未被廣泛應用於治療癌症這種嚴重疾病，只是因為人們尚未摸清它的運作方式。然而另一方面，我們卻把有劇毒的藥物任意開給病人，只因為我們知道這些藥是怎麼作用的。

Chapter 12

開了一條通往全身療法的大門——可以為癌症與其他慢性疾病提供對策。但是，每一個正在治療癌症病人的醫生，都必須反思他對這種疾病的態度。他必須知道，傳統療法和「癌症從一開始就是一種全身性的疾病」這個觀念，兩者之間必須要有適當的協調和配合。

如果我們希望未來的癌症統計數據能夠比今天的數據好看，我們就應該朝這個方向前進，而未來的子孫就再也不需要和我們一樣，生活在一個讓許多人平白犧牲的窘境裡。